U0645592

双语版
(BILINGUAL EDITION)

PATHOLOGY
CASE STUDIES

病理学案例分析

华海蓉　徐若冰　江　萍　主编

清華大学出版社
北京

本书封面贴有清华大学出版社防伪标签，无标签者不得销售。

版权所有，侵权必究。举报：010-62782989，beiqinquan@tup.tsinghua.edu.cn。

图书在版编目（CIP）数据

病理学案例分析：双语版：汉文、英文 / 华海蓉，徐若冰，江萍主编. -- 北京：清华大学出版社，2025.8. -- ISBN 978-7-302-70093-7

Ⅰ. R36

中国国家版本馆CIP数据核字第2025HU2142号

责任编辑：辛瑞瑞
封面设计：钟　达
责任校对：李建庄
责任印制：杨　艳

出版发行：清华大学出版社
　　　　网　　　址：https://www.tup.com.cn，https://www.wqxuetang.com
　　　　地　　　址：北京清华大学学研大厦 A 座　　　邮　　　编：100084
　　　　社 总 机：010-83470000　　　　　　　　　邮　　　购：010-62786544
　　　　投稿与读者服务：010-62776969，c-service@tup.tsinghua.edu.cn
　　　　质量反馈：010-62772015，zhiliang@tup.tsinghua.edu.cn
印 装 者：北京博海升彩色印刷有限公司
经　　　销：全国新华书店
开　　　本：185mm×260mm　　　　印　　张：10　　　　字　　　数：190 千字
版　　　次：2025 年 9 月第 1 版　　　　　　　　印　　　次：2025 年 9 月第 1 次印刷
定　　　价：58.00 元

产品编号：098475-01

编 委 会

主 审　王　芳　李维媛

主 编　华海蓉　徐若冰　江　萍

副主编　徐云云　金以超　杨志鸿　杨雯娟　刘　兰　解丽琼　王　燮

编 委　（按姓氏拼音排序）

白彝华（昆明医科大学第二附属医院）

陈苗苗（昆明医科大学）

丁　昱（昆明医科大学第二附属医院）

冯旺星（昆明医科大学）

华海蓉（昆明医科大学）

黄柏慧（昆明医科大学）

何　滨（昆明医科大学第一附属医院）

何建林（云南大学附属医院 云南省第二人民医院）

金以超（昆明理工大学附属医院 云南省第一人民医院）

景明伟（北京大学肿瘤医院云南医院　云南省肿瘤医院　昆明医科大学
　　　　第三附属医院）

江　萍（昆明医科大学）

奎　翔（昆明医科大学第二附属医院）

刘　兰（昆明医科大学）

李晓雪（昆明医科大学）

李　琳（昆明医科大学第一附属医院）

李　昭（昆明医科大学第二附属医院）

李未华（昆明医科大学第二附属医院）

李维媛（玉溪市儿童医院）

郎乔丽（曲靖市第二人民医院）

雷小光（昆明医科大学第一附属医院）

木志浩（昆明医科大学）

戚仁莉（昆明医科大学第一附属医院）

苏云杉（云南大学附属医院 云南省第二人民医院）

王　燮（昆明医科大学）

王　芳（昆明医科大学）

王元玲（昆明医科大学第一附属医院）

文楚然（昆明医科大学）

吴海莺（昆明医科大学第二附属医院）

武金玉（北京大学肿瘤医院云南医院　云南省肿瘤医院　昆明医科大学
　　　　第三附属医院）

徐若冰（昆明医科大学）

徐云云（昆明医科大学第一附属医院）

解丽琼（昆明医科大学）

夏楚琦（昆明医科大学第二附属医院）

杨志鸿（昆明医科大学）

杨雯娟（大理大学）

严　飞（昆明医科大学）

叶　宏（昆明医科大学）

易晓佳（昆明医科大学第二附属医院）

严志玲（北京大学肿瘤医院云南医院　云南省肿瘤医院　昆明医科大学
　　　　第三附属医院）

李　鹍（北京大学肿瘤医院云南医院　云南省肿瘤医院　昆明医科大学
　　　　第三附属医院）

邹英鹰（昆明医科大学）

张　莹（昆明医科大学第二附属医院）

张荧荧（昆明医科大学）

周　涛（中国人民解放军联勤保障部队第九二〇医院）

赵　波（昆明市儿童医院）

序 言

在教育强国战略稳步推进的时代背景下，《教育强国建设规划纲要（2024—2035年）》为我国教育事业的发展指明了方向。医学教育作为高等教育体系的重要组成部分，在培养高素质医学人才、推动医疗卫生事业进步方面扮演着重要角色。病理学作为连接基础医学与临床医学的桥梁学科，其教学对于医学生临床思维与实践能力的养成至关重要。《病理学案例分析（双语版）》的编写，旨在通过案例教学推动理论与实践的深度融合，培养具备系统思维、创新能力的高素质医学人才。

本书精选了细胞组织损伤与修复、局部血液循环障碍、炎症、肿瘤、心血管系统疾病、呼吸系统疾病、淋巴造血系统疾病、泌尿系统疾病等 13 个章节的典型案例，涵盖病史采集、体格检查、实验室与影像学检查、病理分析等完整诊疗链条，既展现了疾病发生发展的病理逻辑，又还原了临床决策的思维过程。学生在分析案例时，需运用病理学理论剖析疾病的分子机制、形态改变，推导诊断思路、预判病情转归，这一过程使学生由被动地接受知识转变为主动地进行临床思维训练。同时，教材融入前沿病理学技术与研究进展，如分子病理检测在肿瘤诊断中的应用等，拓宽学生视野，使其紧跟学科发展步伐。尤为难得的是，本书采用双语编写模式，这不仅便于读者掌握专业术语的中英文表达，更能帮助其接轨国际医学前沿，培养跨文化学术交流能力。每个案例后的思考题、分析与讨论以及点评，既强化了重点知识的记忆，又鼓励学习者主动探究疾病的多样性与复杂性，培养批判性思维，逐步构建从病理认知到临床应用的完整知识链，实现专业知识与职业素养、人文关怀的协同培养。

作为一部面向医学生、临床医师及病理研究者的教材，本书既注重基础理论的严谨性，又强调临床应用的实用性。编写团队凭借丰富的教学与临床经验，将抽象的病理学概念融入具体病例，使枯燥的机制描述变得鲜活易懂。相信读者通过研读这些案例，不仅能夯实病理学基础，更能提升从病理学角度分析临床问题、解决临床难题的能力。

医学之路，知易行难。本书作为医学本科教育的辅助教材，不失为医学生学习生涯中的得力助手。愿本书成为读者探索疾病本质的良师益友，助力其在守护健康、攻克疾病的征程中不断前行。

王　芳

2025 年 7 月

前　言

病理学是医学教育的核心课程，但其抽象的理论与复杂的机制常使学习者望而生畏，如何让学生跨越基础理论与临床实践的沟壑，将静态的病理知识转化为动态的临床思维，是病理学教学的难点。《病理学案例分析（双语版）》教材的编写，正是基于这一教育诉求，试图为医学生打造贴合实际、富有启发性的学习载体。

编写过程中，我们始终围绕"以案例为载体，以思维为核心"的理念，力求实现理论与实践的深度融合。本书涵盖 13 个章节，涉及细胞组织适应与损伤、局部血液循环障碍、炎症、肿瘤及各大系统疾病（心血管、呼吸、消化、泌尿等）和感染性疾病。每个章节包含 2-3 个案例，均按 "病史简介→体格检查→实验室及辅助检查→思考题→参考答案→分析与讨论→点评" 的结构展开，通过案例分析，学生不仅能够掌握病理学核心知识，还能深刻理解病理变化与临床表现之间的内在联系，为今后的临床实习和工作打下坚实的基础。本书主要有以下特点：

1. 以典型病理学案例为切入点

我们以临床真实案例为切入点，注重典型性与代表性，涵盖常见病、多发病及部分疑难病例，覆盖病理学核心知识点，确保学习者掌握基础疾病的病理逻辑。同时兼顾简单与复杂案例，如基础案例（如骨折愈合）帮助理解基本病理过程，复杂案例（如多系统受累的库欣综合征）则训练综合分析能力，适应不同学习阶段的需求。

2. 各章节中巧妙融入思政元素

案例分析中渗透医学人文与职业精神教育，如在肺癌案例中强调 "早发现、早诊断对提高患者生存率的意义"，引导学习者树立 "敬佑生命、救死扶伤" 的职业信念；在结核病案例中提及 "公共卫生防控责任"，强化社会责任感，助力培养兼具专业能力与人文素养的医学人才等，以激发学生的爱国情怀和职业责任感，培养其严谨的科学态度和团队合作精神，使学生在学习专业知识的同时，接受思想政治教育的熏陶，成长为德才兼备的医学人才。

3. 双语编写，提升学生专业英语能力

在准确传达病理学知识的同时，帮助学生熟悉医学专业英语词汇和表达方式，提升其专业英语阅读、写作和交流能力，使其能够及时了解国际前沿的病理学研究成果和临床诊疗技术，为未来参与国际医学交流与合作做好准备。

4. 每个案例配有相应思考题及参考答案

每个案例后设置针对性思考题，引导读者深入思考疾病的病理机制、诊断要点及鉴别诊断，参考答案详细解析，通过补充思维导图、流程图等，帮助学生梳理知识逻辑、提升临床思维，可使同学们快速抓住要点，掌握难点，提高学习效率。

5. 配有专家分析与讨论以及点评

每个案例后面的分析与讨论，紧扣病理核心，结合临床，建立"病因—病理—临床表现"的逻辑闭环，体现多维度分析思维，可使学生更深入的理解案例所涉及的理论内容。每个案例后面的点评聚焦临床启示，强化精准诊断意识，实现从知识传递到临床思维培养的升华，并提示学生在以后的临床工作中对所学知识应融会贯通。

本教材适用于基础、临床、预防、口腔、护理、检验等医学类及相关专业，也为病理医师、检验人员提供了贴近教学实践的参考素材。

本书的编写离不开团队成员的协作与同行的指导。由于水平有限，书中难免存在不足和遗憾，恳请广大师生和医学教育工作者提出宝贵意见和建议，以便我们再版时修订和完善。

华海蓉

2025 年 7 月

目　录

第一章

细胞组织的适应、损伤及修复

案例 1

【病史简介】

患者，男，47岁，因"右上腹隐痛2月余"入院。患者自2个月前自觉右上腹隐痛，疼痛与进食无关，劳累或久坐时加重，偶有恶心、纳差。无转移性右下腹疼痛及腰背部放射性疼痛，无咳嗽、咳痰，无发热、畏寒，无呕吐、腹泻、晕厥、大汗淋漓等。自起病以来，精神、睡眠、饮食尚可，大便、小便正常，近期体重无明显变化。患者3个月前参加单位体检，提示"高脂血症、重度脂肪肝"，未到专科门诊就诊，未使用相关药物。否认高血压病、糖尿病、冠状动脉粥样硬化性心脏病（简称冠心病）病史。否认肝炎、结核、伤寒等传染病病史。预防接种史不详。无药物及其他过敏史。否认外伤、手术、输血史。无吸烟、饮酒等不良生活习惯。家族中无特殊遗传病史可查。

【体格检查】

体温 36.7 ℃，脉搏 75 次/min，血压 128/70 mmHg，呼吸 18 次/min，身高 173 cm，体重 100 kg，体重指数 33.4 kg/m^2。意识清楚，一般情况尚可，全身皮肤、巩膜无黄染，无肝掌、蜘蛛痣，浅表淋巴结未触及增大。颈静脉无怒张，气管居中，胸廓正常，双肺呼吸音清晰，未闻及干、湿啰音，无胸膜摩擦音。心率 75 次/min，心律齐，各瓣膜听诊区未闻及杂音，无心包摩擦音。腹膨隆，腹围 110 cm，无腹壁静脉曲张，无压痛、反跳痛，无肌紧张，肝脏肋下 2 cm 可触及，质软，无明显压痛，脾肋下未触及，肝颈静脉回流征（−），腹部移动性浊音（−），肠鸣音正常。双下肢无水肿。四肢肌力及肌张力正常，生理反射存在，病理反射未引出。

【实验室检查】

实验室检查结果见表 1-1。

表 1-1　实验室检查结果

检查项目	结果	正常值
白细胞	$8.83 \times 10^9/L$	（$4 \sim 10$）$\times 10^9/L$
中性粒细胞	68.9%	50% ~ 75%
淋巴细胞	27.4%	20% ~ 40%
红细胞	$5.0 \times 10^{12}/L$	（$4.0 \sim 5.5$）$\times 10^{12}/L$
血小板	$227 \times 10^9/L$	（$100 \sim 300$）$\times 10^9/L$
血红蛋白	139 g/L	120 ~ 160 g/L
血清总蛋白	80 g/L	60 ~ 80 g/L
白蛋白	33 g/L	40 ~ 55 g/L
球蛋白	28 g/L	20 ~ 30 g/L
白蛋白 / 球蛋白	1.17	1.5 ~ 2.5：1
丙氨酸氨基转移酶	12 U/L	5 ~ 40 U/L
天门冬氨酸氨基转移酶	15 U/L	8 ~ 40 U/L
血清总胆固醇	9.4 mmol/L ↑	< 6.2 mmol/L
三酰甘油	5.7 mmol/L ↑	0.56 ~ 1.7 mmol/L
高密度脂蛋白胆固醇	0.7 mmol/L ↓	1.03 ~ 2.07 mmol/L
低密度脂蛋白胆固醇	5.4 mmol/L ↑	< 3.4 mmol/L
乙型肝炎病毒（HBV）抗原检测	阴性	阴性
丙型肝炎病毒（HCV）抗原检测	阴性	阴性
丁型肝炎病毒（HDV）抗原检测	阴性	阴性
尿素氮	5.4 mmol/L	3.2 ~ 7.1 mmol/L

【辅助检查】

胸部 X 线片：未见明显异常。心电图检查：窦性心律。肝脏 B 型超声：肝脏呈中度增大，被膜光滑，肝脏回声增强，肝内血管结构模糊不清，血管充盈不佳（图 1-1）。

【思考题】

1. 结合患者病史及以上检查，你认为患者诊断考虑什么？
2. 试述肝细胞发生脂肪变的机制及病理变化。

参考答案

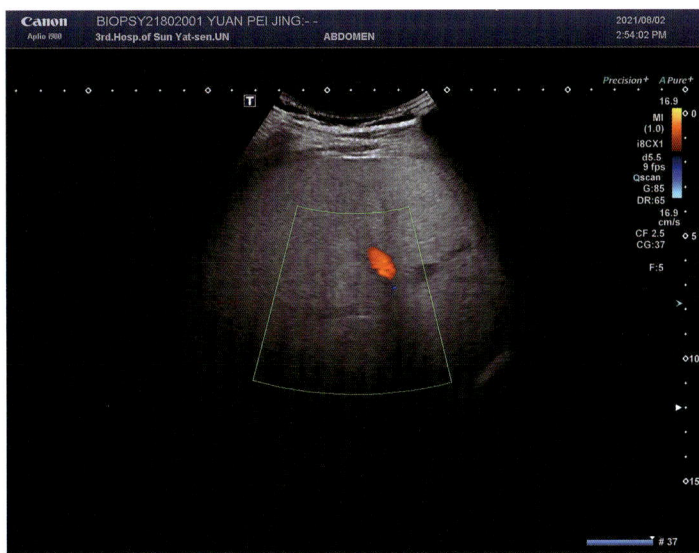

图 1-1　肝脏 B 型超声

肝脏回声增强，肝内血管结构模糊不清，血管充盈不佳

【分析与讨论】

脂肪性肝病（fatty liver disease，FLD）是以肝细胞脂质过度贮积和脂肪变为特征的临床病理综合征。近年来，随着人们生活水平不断提高，不良生活方式加剧，发病率逐渐上升。根据有无长期过量饮酒的病因，又分为非酒精性脂肪性肝病（non-alcoholic fatty liver disease，NAFLD）和酒精性肝病（alcoholic liver disease，ALD）。

NAFLD 的病因较多，高能量饮食、含糖饮料、久坐少动等生活方式、肥胖、2 型糖尿病、高脂血症、代谢综合征等单独或共同成为 NAFLD 的易感因素。"多重打击"学说可以解释部分 NAFLD 的发病机制。第 1 次打击主要是肥胖、2 型糖尿病、高脂血症等伴随的胰岛素抵抗，引起肝细胞内脂质过量沉积。第 2 次打击是脂质过量沉积的肝细胞发生氧化应激和脂质过氧化，导致线粒体功能障碍、炎症因子的产生、肝星状细胞的激活，从而导致肝细胞的炎症、坏死；内质网应激、肝纤维化可加重疾病的进展；肠道菌群紊乱也与 NAFLD 的发生相关，如高脂饮食会减少菌群多样性，减少普氏菌属数量，升高厚壁菌门与拟杆菌门的比率，提高肠道能量的吸收效率。此外，遗传背景、慢性心理应激、免疫功能紊乱，在 NAFLD 的发生、发展中也有一定的作用（图 1-2）。

NAFLD 病变以大泡性或大泡性为主的肝细胞脂肪变为特征。包括单纯性 FLD，以及由其演变的脂肪性肝炎，后者可进展为脂肪性肝纤维化、肝硬化，甚至肝癌。单纯性 FLD：肝小叶内大于 30% 的肝细胞发生脂肪变，以大泡性脂肪变为主，根据脂肪变在肝脏累及的范围，可将 FLD 分为轻、中、重 3 型。不伴有肝细胞的炎症、坏死及纤维化。脂肪性肝炎：腺泡 3 区出现气球样肝细胞，腺泡点灶状坏死，门管区炎症和（或）门管区周围炎症。腺泡 3 区出现窦周 / 细胞周纤维化，可扩展到门管区及其周围，出现局灶性或广泛的纤维化并互相连接形成纤维间隔。

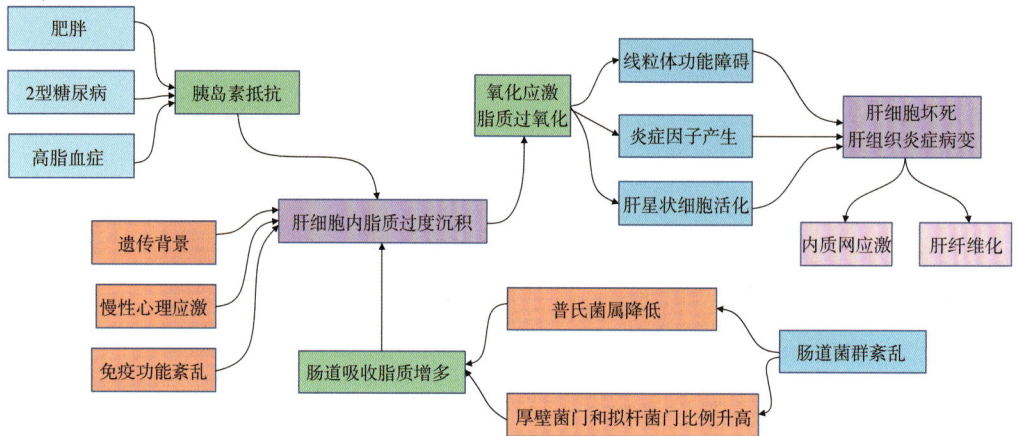

图 1-2　NAFLD 的发生机制

NAFLD 起病隐匿，进展缓慢，通常无临床症状和体征，常在常规体检中发现。仅有少数患者出现乏力、右上腹轻度不适、肝区隐痛等非特异症状。即使是在常规体检中发现有肝脂肪变，也仅有少数患者能严格遵循医嘱，进行饮食控制及药物治疗。如果任由病变发展，肝组织的损伤逐步加重，由轻度的肝细胞脂肪变，逐步进展到肝细胞坏死，肝小叶结构破坏，乃至毁损，肝内纤维结缔组织增生，一旦发展为肝硬化，其预后与病毒性肝炎后肝硬化、酒精性肝硬化相似。

【点评】

该病例带来以下几点重要提示：① FLD，尤其是 NAFLD 早期，缺乏症状和体征，患者对该病的认识不足，未给予足够重视，对公众进行健康教育，提高公众对该病的认识是早期发现、诊断和治疗 NAFLD 的关键。② NAFLD 在单纯 FLD，即以肝细胞脂肪变为主要病理改变的时期，进行及时积极的干预能够取得很好的治疗效果，包括改变生活方式、调整饮食结构、控制体重、控制血脂、坚持运动等，但若不加以重视，任由其发展到肝硬化，则预后不良。

（徐若冰）

案例 2

【病史简介】

患者，男，32 岁，因"右胫、腓骨骨折术后骨折不愈合 2 年余"入院。患者自诉 2 年多前在工地干活时致右胫、腓骨骨折，在当地医院行右胫、腓骨骨折闭合复位髓内钉固定术，术后未规律复查。近期在当地医院复查示"右胫、腓骨骨折术后骨折不愈合"，为进一步治疗遂至我科就诊，门诊以"右胫骨骨折术后骨愈合不良"收住院。自发病以来，精神、饮食、睡眠尚可，大便、小便正常，近期体重无明显变化。否认高血压、糖尿病、冠心病病史。否认肝炎、结核、伤寒等传染病病史。预防接种史不详。否认药物及其他过敏史。家族中无特殊遗传病史可查。

【体格检查】

体温 36.6 ℃，脉搏 85 次 /min，血压 111/72 mmHg，呼吸 24 次 /min。一般情况可，发育正常，营养良好，意识清楚，体位自主，面容安静，体格检查合作。双肺呼吸动度正常，语颤正常，叩诊呈清音，听诊双肺呼吸音清晰，未闻及干、湿啰音和胸膜摩擦音。心前区无隆起，心浊音界正常，心率 85 次 /min，心律齐，心音正常，各瓣膜听诊区未闻及病理性杂音。腹平坦，腹壁软，全腹无压痛、肌紧张及反跳痛，肝脾肋下未触及，腹部移动性浊音阴性，肠鸣音正常。右下肢陈旧性手术瘢痕，无触压痛，无轴向叩击痛，下肢活动正常，右足背动脉搏动存在，右足趾主动屈伸可，血运可，皮肤红润、温暖。四肢肌力及肌张力正常，生理反射存在，病理反射未引出。

【辅助检查】

右小腿 X 线检查：患者正、侧位片可见胫、腓骨骨皮质连续性中断，胫骨骨髓内钉固定在位。骨折处有少量骨痂形成（图 1-3A、图 1-3B）。

【思考题】

1. 简述外伤性骨折时骨折愈合的过程。
2. 试分析该患者骨折不愈合的可能原因。

参考答案

【分析与讨论】

骨折是指骨的完整性和连续性中断，临床上以外伤性骨折多见，骨骼疾病如骨髓炎、骨肿瘤所致的骨质破坏，受轻微外力即可发生的骨折，称为病理性骨折。根据骨折处皮肤、黏膜的完整性可分为闭合性骨折和开放性骨折。闭合性骨折：骨折处皮肤或黏膜完整，骨折端不与外界相通。开放性骨折：骨折处皮肤或黏膜破裂，骨折端与外界相通。

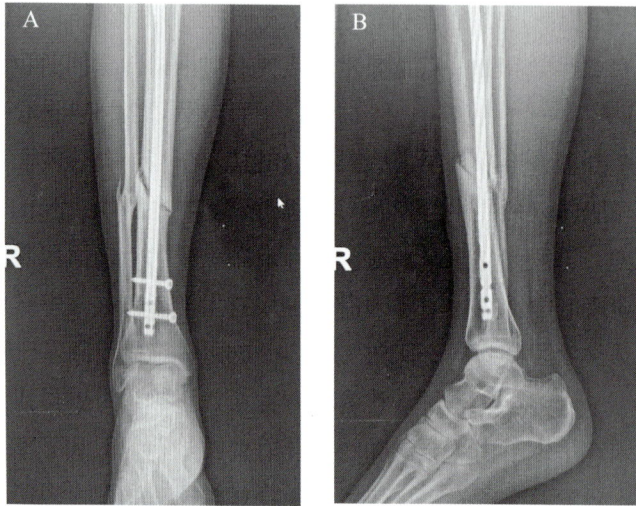

图 1-3　小腿 X 线片

A. 小腿正位片；B. 小腿侧位片

骨折的治疗有三大原则，即复位、固定、功能锻炼和康复治疗。复位是将移位的骨折断端恢复正常或近乎正常的解剖关系，重建骨的支架作用。及时、正确的复位为骨折完全愈合创造必要条件。固定是将骨折部位的骨维持在复位后的位置，使其在良好对位情况下达到牢固愈合，是骨折愈合的关键。骨折后，在不影响局部固定的情况下，尽早进行功能锻炼，是恢复患肢功能的重要保证。骨的再生能力很强，当骨折给予恰当及时的治疗，大多数骨折都能较好地愈合，X 线片显示骨折线模糊，有连续性骨痂通过骨折线。

然而，一部分骨折患者却由于各种原因难以愈合。当骨折愈合比较缓慢，超过通常愈合所需要的时间（一般为 4 ~ 8 个月），骨折断端仍未出现骨折连接，称骨折延迟愈合。骨折经过治疗，超过一般愈合时间（9 个月），且经再度延迟治疗（时间 3 个月），仍达不到骨性愈合，称之为骨折不愈合。

骨折愈合的好坏和愈合所需时间的长短受到多方面因素的影响。全身因素如患者的年龄、营养状况、药物等影响骨折愈合的因素。局部因素主要包括骨折类型（螺旋形、斜形或横形、多发性等，开放性和闭合性，稳定性和不稳定性骨折）、骨折部位的血液供应、软组织损伤程度、骨折断端间是否有异物存在、开放性骨折时是否伴有感染、正常的神经支配是否存在。此外，不当的治疗方法如反复多次的手法复位、开放性骨折清创时过多地清除碎骨片致骨质缺损、过度牵引、过早 / 不恰当的功能锻炼、固定不牢固等因素也会影响骨折愈合（图 1-4）。

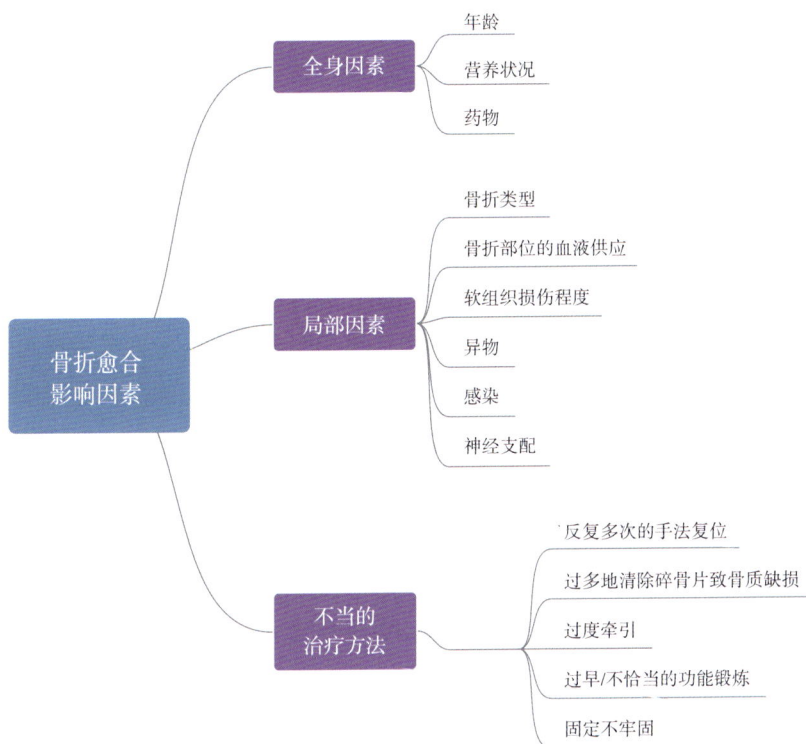

図 1-4　骨折愈合影响因素

【点评】

　　该病例带来以下几点重要提示：①骨折愈合受多种因素影响，作为医务工作者对其应有充分的认识，避免和克服不利因素，促进骨折愈合。在治疗骨折时应注意改善患者全身营养状况，提醒患者避免使用非甾体抗炎药和糖皮质激素等影响骨折愈合的药物，出院后应定期复查，坚持实施医师推荐的康复计划。②骨折不愈合是一种严重的并发症，需要及时诊断和治疗。患者应该遵循医嘱，在保证安全和有效的前提下选择合适的治疗方式。治疗目的主要是达到骨折愈合，恢复肢体功能，提高生活质量。

（金以超　徐若冰）

案例 3

[Abstract]

A 57-year-old man was admitted to the hospital for discomfort in the lower back that had lasted for 4 days. 3 days ago, the patient experienced discomfort in the lower back and a fever of 38.2 ℃. Anti-inflammation treatment received at a local hospital turned out to be inadequate. On the 4th day, the patient was hospitalized due to the deterioration of mentioned symptoms, multiple vomits, and listlessness. Nephrolithiasis for 3 years.

[Physical examination]

The patient behaved apathetically. The temperature was 38.2 ℃ and blood pressure was 120/85 mmHg. A mass may be palpable on the right abdomen, with a sense of volatility.

[Laboratory tests]

The laboratory test results are shown in table 1-2.

Table 1-2　The laboratory test results

Items of examination	Measure value	Normal range
Red blood cell	3.68×10^{12}/L	$(4 \sim 5.5) \times 10^{12}$/L
White blood cell	12.4×10^{9}/L ↑	$4 \sim 10 \times 10^{9}$/L
Platelet	140×10^{9}/L	$100 \sim 300 \times 10^{9}$/L
Hemoglobin	140 g/L	$120 \sim 160$ g/L
Neutrophil	78.2% ↑	50% ~ 75%
Lymphocytes	18.8% ↓	20% ~ 40%

[Auxiliary examinations]

Ultrasound showed an increase in right kidney size (Figure 1-5), and the cortex became thinner. Fluid dark areas of varying sizes were observed in the cortex. A high-brightness shadow may be seen in the upper segment of the right ureter, and there was upper ureteral dilation (Figure 1-6).

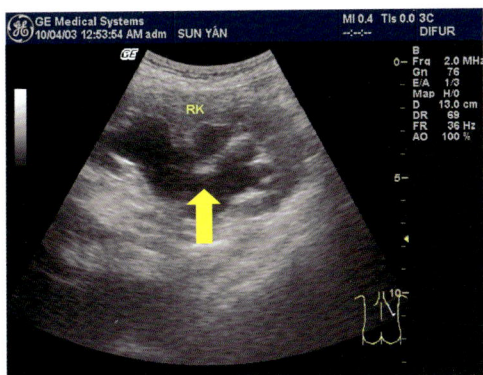

Figure 1-5 Renal pelviectasis in right kidney

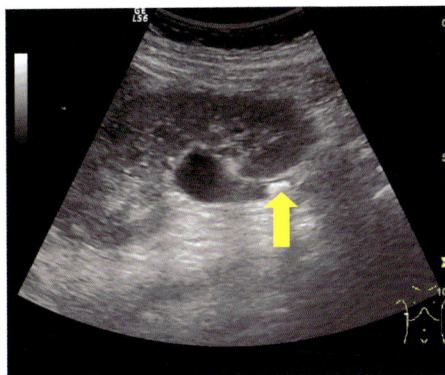

Figure 1-6 A high-brightness shadow in the upper segment of the right ureter

[Clinical diagnosis]

(1) Right ureteral stones.

(2) Hydronephrosis of the right kidney.

[Treatment]

Right renal and ureter resection. Routine anti-infective therapy was administered after surgery, and the patient was discharged from the hospital a week later.

[Pathological results]

Right kidney: 230 g. Increased in size, 22 cm × 15 cm × 9 cm. Cystic cavities of varying sizes were formed. After cutting, a large amount of clear yellowish liquid flowed out. Severe atrophy of the renal parenchyma was observed. The pyeloneal calyx was severely dilated. There was a 1.2 cm × 1.0 cm × 0.7 cm stone in the right ureter.

【Questions】

1. Combined with the patient's medical history and the results of laboratory tests above, what diagnosis do you think is proper for the patient?

2. Interpret the reasons and morphological characters of atrophy.

3. Interpret the mechanism of the pathological change in the patient's right kidney.

参考答案

（徐若冰）

参考文献

［1］步宏，李一雷.病理学[M].9版.北京：人民卫生出版社，2018.

［2］陈孝平，汪建平，赵继宗.外科学[M].9版.北京：人民卫生出版社，2018.

［3］池肇春.非酒精性脂肪性肝病[M].北京：人民卫生出版社，2018.

［4］葛均波，徐永健，王辰.内科学[M].9版.北京：人民卫生出版社，2018.

［5］CHU D I, BALMERT L C, CHEN L, et al. Diagnostic test characteristics of ultrasound-based hydronephrosis in identifying low kidney function in young patients with spina bifida: a retrospective cohort study[J]. J Urol, 2021, 205(4): 1180-1188.

［6］HARRIS T C, DE ROOIJ R, KUHL E. The shrinking brain: cerebral atrophy following traumatic brain injury[J]. Ann Biomed Eng, 2019, 47(9): 1941-1959.

［7］ONEN A. Grading of hydronephrosis: an ongoing challenge[J]. Front Pediatr, 2020, 27, 8: 458.

［8］POUWELS S, SAKRAN N, GRAHAM Y, et al. Non-alcoholic fatty liver disease(NAFLD): a review of pathophysiology, clinical management and effects of weight loss[J]. BMC Endocrine Disorders, 2022, 22:63.

第二章

局部血液循环障碍

案例 1

【病史简介】

患者，男，65岁，因"胸痛、呼吸困难1h"入院。患者凌晨5时如厕后出现胸痛，为持续性前胸部钝痛，无放射，伴呼吸困难、心悸及口唇青紫，阵发性干咳，次数不多，每次1~2声，无声音嘶哑及咽痛。病程中无畏寒、发热、咯血、咳痰、晕厥及大汗淋漓等症状。既往曾确诊为"高血压3级很高危组"5年余，长期服用氨氯地平片和厄贝沙坦片治疗（每天1次，每次各1片），血压平时控制在正常范围。1个月前因左膝摔伤行"切开复位内固定术"，术后近1个月在家卧床休息，近3天无明显诱因感左下肢胀痛。否认冠心病及糖尿病史。否认肝炎、结核等传染病接触史。预防接种史不详。无药物及其他过敏史。家族中无特殊遗传病史可查。

【体格检查】

体温36.3℃，脉搏98次/min，呼吸24次/min，血压128/70 mmHg，氧饱和度86%（吸空气下）。意识清楚，表情痛苦，烦躁不安，一般情况差，口唇发绀。颈静脉无怒张，气管居中。胸廓正常，双肺呼吸音清晰，未闻及干、湿啰音和胸膜摩擦音。心率98次/min，心律齐，三尖瓣区可闻及收缩期杂音，余瓣膜听诊区未闻及杂音，肺动脉瓣区第二心音亢进，无心包摩擦音。腹平软，无压痛、反跳痛，无肌紧张，肝脾肋下未触及，肝颈静脉回流征（－），未触及包块，腹部移动性浊音（－），肠鸣音正常。左下肢膝关节以下肿胀，有压痛，左侧小腿围42 cm，右侧小腿围37 cm，双侧足背动脉搏动正常。四肢肌力及肌张力正常，生理反射存在，病理反射未引出。

【实验室检查】

实验室检查结果见表 2-1。

表 2-1　实验室检查结果

检查项目	结果	正常值
白细胞	$6.83 \times 10^9/L$	$(4 \sim 10) \times 10^9/L$
中性粒细胞	68.97%	$50\% \sim 75\%$
淋巴细胞	22.4%	$20\% \sim 40\%$
红细胞	$4.77 \times 10^{12}/L$	$(4.0 \sim 5.5) \times 10^{12}/L$
血小板	$227 \times 10^9/L$	$(100 \sim 300) \times 10^9/L$
血红蛋白	139 g/L	$120 \sim 160$ g/L
D- 二聚体	11.47 mg/L ↑	$0 \sim 0.256$ mg/L
肌红蛋白	60.6 μg/L	$50 \sim 85$ μg/L
肌钙蛋白	0.03 ng/mL	$0.02 \sim 0.13$ μg/L
肌酸激酶 MB 同工酶	3.2%	$< 5\%$
丙氨酸氨基转移酶	12 U/L	$5 \sim 40$ U/L
天门冬氨酸氨基转移酶	15 U/L	$8 \sim 40$ U/L
尿素氮	5.4 mmol/L	$3.2 \sim 7.1$ mmol/L
肌酐	58 μmol/L	$53 \sim 106$ μmol/L
血气分析		
pH	7.4	$7.35 \sim 7.45$
动脉血氧分压	76.3 mmHg ↓	$95 \sim 100$ mmHg
动脉血二氧化碳分压	32.3 mmHg ↓	$35 \sim 45$ mmHg
动脉血氧饱和度	85% ↓	$95\% \sim 98\%$

【辅助检查】

胸部 X 线片：未见明显异常。心电图检查：窦性心律，$V_1 \sim V_3$ 导联 T 波倒置。心脏超声检查：右心增大，中度肺动脉高压，三尖瓣中度反流。肺动脉 CT 血管造影检查：左右肺动脉及分支内均可见充盈缺损（图 2-1）。双下肢静脉血管超声检查：左下肢深静脉内血栓形成（图 2-2）。

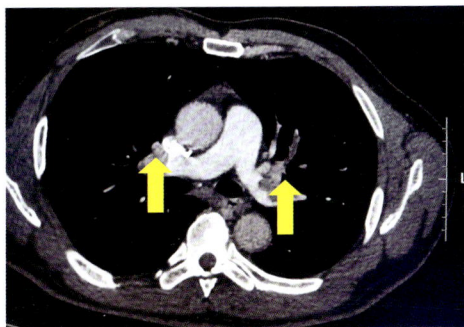

图 2-1　CT 血管造影

左右肺动脉及分支充盈缺损

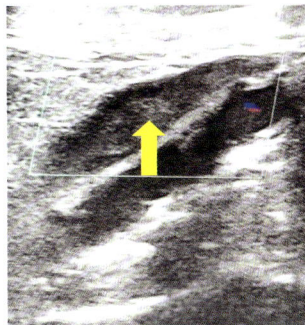

图 2-2　血管超声

左下肢深静脉内血栓形成

【思考题】

1. 结合患者病史及以上检查，你认为患者应考虑什么诊断？

2. 致患者左下肢静脉血栓形成的可能因素有哪些？试解释该患者疾病的发生、发展过程。

3. 血管内血栓形成与血栓栓塞如何区别？

参考答案

【分析与讨论】

肺动脉栓塞是以各种栓子阻塞肺动脉系统为发病原因的一组疾病或临床综合征的总称。栓子通常来源于下肢和骨盆的深静脉血栓，通过血液循环到肺动脉引起栓塞，很少来源于上肢、头和颈部静脉。其他栓子包括脂肪栓子、羊水栓子及空气栓子等。

肺动脉栓塞的临床症状缺乏特异性，表现主要取决于肺动脉栓塞范围大小、发作速度、患者心肺基础状态等。患者起病急，可有突发的呼吸困难、胸痛、咯血、惊恐不安、晕厥、咳嗽等，其中典型者表现为呼吸困难、胸痛、咯血，称为"肺梗死三联征"，仅占不足 1/3 的患者。在较大的栓子引起的急性肺动脉栓塞患者中呼吸困难急剧而严重，而在小的外周型急性肺动脉栓塞患者中呼吸困难通常短暂且轻微。胸痛是急性肺动脉栓塞的常见症状，多因远端肺动脉栓塞累及到胸膜所致。较大的栓子可引起剧烈的挤压痛，位于胸骨后，类似典型心绞痛，可能与冠状动脉痉挛、心肌缺血有关。咯血提示肺梗死，多在肺梗死后 24 h 内发生，呈鲜红色，数天后可变成暗红色。惊恐不安的发生原因不清，可能与胸痛或低氧血症有关。晕厥较少见，主要原因是由大范围肺动脉栓塞（堵塞血管大于 50%）所引起的脑供血不足。咳嗽多为干咳，或有少量白痰。

肺动脉栓塞的体征主要表现为呼吸系统和循环系统的体征，特别是呼吸频率加快

（＞20次/min）、心率加快（＞90次/min）、血压下降及发绀。下肢静脉检查发现一侧大腿或小腿周径较对侧超过1 cm，或下肢静脉曲张，应高度怀疑下肢深静脉血栓形成。其他体征包括肺部听诊湿啰音及哮鸣音、胸腔积液等。肺动脉瓣区可出现第二心音亢进或分裂，三尖瓣区可闻及收缩期杂音。急性肺动脉栓塞致急性右心负荷加重，可出现肝大、肝颈静脉回流征和下肢水肿等右心衰竭的体征。

本例患者因下肢术后活动减少，造成下肢深静脉血栓形成，晨起如厕引起血栓脱落，栓塞于肺动脉较大的分支，因而出现呼吸困难、胸痛及右心增大、三尖瓣反流等临床表现。

【点评】

该病例带来以下几点重要提示：①肺动脉栓塞的临床症状缺乏特异性，医师对该病的认识不足和（或）诊断技术应用不当容易导致误诊和漏诊，提高肺动脉栓塞的诊断意识和掌握肺动脉栓塞诊断技术是减少误诊、漏诊的关键。②肺动脉栓塞最常见的原因是下肢深静脉血栓形成，医务工作者应充分认识到预防术后下肢深静脉血栓形成对预防肺动脉栓塞的重要性。在患者术后应早期适当抬高其下肢，促进静脉回流，并建议患者低脂饮食、适当增加饮水量和及早下床活动。同时，积极控制血压对于预防血栓形成也有重要意义。

（徐云云　苏云杉　华海蓉）

案例 2

【病史简介】

患者，男，55岁，因"活动后气促1年，加重伴双下肢水肿1月"入院。患者1年前不明原因出现乏力，上楼或快走时出现胸闷、气促，休息后好转。随后症状逐渐加重，日常活动后亦感胸闷、气促，夜间喜卧高枕，有时咳嗽，咳粉红色泡沫痰。1个月前自觉胸闷、气促加重，伴有夜间阵发性呼吸困难，不能平卧，端坐呼吸，伴咳嗽，咳铁锈色痰，同时出现双下肢水肿，右上腹部胀痛，食欲减退，无呕吐及腹泻，治疗无效收入院。本次发病以来，精神、睡眠欠佳，大便正常，小便减少，体重增加3 kg。既往患者曾于5年前因突发胸闷、胸痛，诊断为"急性心肌梗死"，并于前降支近段、中段各置入支架1枚。出院后患者未定期复查，常忘记服药，病情反复发作并呈逐渐加重趋势。2年前再次发生心肌梗死，行主动脉-冠状动脉旁路移植术。否认高血压病、糖尿病、慢性阻塞性肺疾病等病史，否认病毒性肝炎、肺结核等传染病史。预防接种史不详。无药物及其他过敏史。家族中无特殊遗传病史可查。

【体格检查】

体温 36.3 ℃，脉搏 110 次 /min，血压 120/60 mmHg，呼吸 25 次 /min。发育正常，营养中等，意识清楚，慢性病容，半卧位，呼吸急促，口唇轻度发绀。颈柔软，颈静脉怒张，甲状腺未及肿大。胸廓对称无畸形，双肺呼吸音稍粗，双下肺闻及湿啰音，无哮鸣音。心界向两侧扩大，心率 110 次 /min，心律齐，二尖瓣区收缩期杂音，三尖瓣区收缩期杂音，肺动脉瓣第二心音亢进，无心包摩擦音。腹软，肝脏于右肋下 3 cm 可触及，质地中等，轻度压痛，肝颈静脉回流征（＋），腹部移动性浊音（－），脾脏未触及。双下肢轻度凹陷性水肿。

【实验室检查】

实验室检查结果见表 2-2。

表 2-2　实验室检查结果

检查项目	结果	正常值
白细胞	6.57×10^9/L	（4 ~ 10）$\times 10^9$/L
中性粒细胞	70.2%	50% ~ 75%
淋巴细胞	23%	20% ~ 40%
红细胞	4.68×10^{12}/L	（4.0 ~ 5.5）$\times 10^{12}$/L
血小板	235×10^9/L	（100 ~ 300）$\times 10^9$/L
血红蛋白	139 g/L	120 ~ 160 g/L
脑利尿钠肽	1247 pg/mL ↑	< 100 pg/mL
血糖	5.9 mmol/L	3.9 ~ 6.1 mmol/L
肌酸激酶 MB 同工酶	2.6 ng/mL	0 ~ 5 ng/mL
肌红蛋白	62 μg/L	50 ~ 85 μg/L
肌钙蛋白	0.05 ng/mL	0.02 ~ 0.13 μg/L
丙氨酸氨基转移酶	120 U/L ↑	5 ~ 40 U/L
天门冬氨酸氨基转移酶	75 U/L ↑	8 ~ 40 U/L
肌酐	133.2 μmol/L ↑	53 ~ 106 μmol/L
尿素氮	12.8 mmol/L ↑	3.2 ~ 7.1 mmol/L

【辅助检查】

胸部 X 线片：心脏向左右扩大，双肺纹理增多（图 2-3）。超声心动图检查：左心扩大，二尖瓣口中度反流，左室射血分数为 41%。右心扩大，三尖瓣口中度反流。中度肺动脉高压。B 型超声检查：肝脏体积增大。

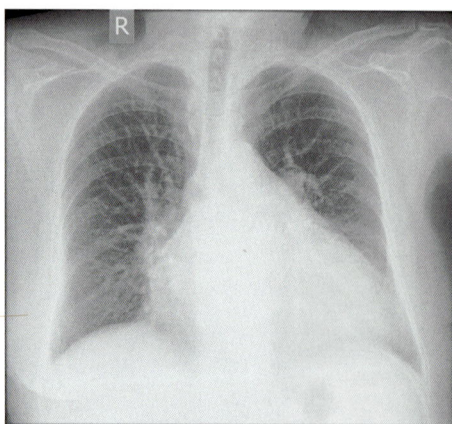

图 2-3　胸部 X 线片

心脏向左右扩大，双肺纹理增多

【思考题】

1. 患者发生了什么病理过程？

2. 该患者肺部可能有哪些病理变化？

3. 该患者肝脏可能有哪些病理变化？为什么中央静脉区域受影响最严重？

4. 患者出现下肢水肿的机制是什么？

参考答案

【分析与讨论】

冠心病是因冠状动脉狭窄所致心肌缺血而引起，冠状动脉发生粥样硬化是冠心病最常见的原因。尽管目前临床联合介入及药物的治疗取得进展，但部分患者随疾病进展仍出现不同程度的心功能障碍，最终导致慢性心力衰竭，一般是引起左心衰竭，若不及时控制，会进一步引起右心衰竭。呼吸困难是左心衰竭最早和最常见的症状，主要由于肺淤血所引起。案例中患者随病情进展逐渐出现不同程度的呼吸困难。

（1）劳力性呼吸困难：患者在进行体力活动时，出现呼吸困难，一般在休息后症状即可缓解，称为劳力性呼吸困难。发生机制：①体力活动时四肢血流量增加，回心血量增多，肺淤血加重。②体力活动时心率加快，舒张期缩短，左心室充盈减少，肺循环淤血加重。③体力活动时机体需氧量增加，但衰竭的左心室不能相应地提高心排血量，因此机体缺氧进一步加重，刺激呼吸中枢，使呼吸加深加快，出现呼吸困难。

（2）端坐呼吸：随病情的进展，患者在安静情况下也感到呼吸困难，平卧时尤为明显，故常被迫取端坐或半卧位以减轻呼吸困难的程度，称为端坐呼吸。发生机制：①端坐位时下肢血液回流减少，肺淤血减轻。②膈肌下移，胸腔容积增大，肺活量增加，通气改善。③端坐位可以减少下肢水肿液的吸收，使血容量降低，减轻肺淤血。

（3）夜间阵发性呼吸困难：患者在夜间熟睡后，因突感胸闷、气急而需被迫坐起。发生机制：①患者入睡后由端坐位改为平卧位，下半身静脉回流增多，水肿液吸收入血液循环也增多，加重肺淤血。②入睡后迷走神经紧张性增高，使小支气管收缩，气道阻力增大。③熟睡后中枢对传入刺激的敏感性降低，只有当肺淤血程度较为严重，动脉血氧分压降低到一定程度时，方能刺激呼吸中枢，使患者感到呼吸困难而惊醒。

【点评】

该病例带来以下几点重要提示：①冠心病慢性心力衰竭的发病率一直呈显著上升的趋势，也是导致心脏疾病患者死亡的最主要病因，其防治需要医患的共同努力。患者本人的自我管理非常重要，患者需要遵循医师的建议，坚持合理的药物治疗，定期复诊，及时发现病情变化，管理好日常的生活起居，保持病情平稳。②有一些患者认为置入支架或进行手术后，就可以"一劳永逸"，不愿意吃药，这也是极不正确的。支架只是治疗冠心病的一种方式，不是全部，而且置入支架后也会有再狭窄的风险。本例患者在接受支架手术后，未定期复查，服药也不规律，为再次心肌梗死埋下隐患。因此，支架术后，除生活调理，戒烟戒酒，控制好血压、血脂、血糖外，还应遵医嘱服用一些药物，保护血管内皮功能，从而抑制支架术后新生内膜过度增生和血管重构，避免术后再狭窄的形成。通过正确的治疗和管理，大多数患者能够控制病情，减轻症状，并提高生活质量。

（苏云杉　徐云云　邹英鹰）

参考文献

［1］步宏，李一雷.病理学[M].9版.北京：人民卫生出版社，2018.
［2］陈梦芝，王先勇，黄大元.肺栓塞的诊断与治疗研究进展[J].中国实用医药，2021, 16(35): 204-207.

［3］万学红，卢雪峰 . 诊断学 [M]. 9 版 . 北京：人民卫生出版社，2018.

［4］ESSIEN E O, RALI P, MATHAI S C. Pulmonary embolism [J]. Med Clin North Am, 2019, 103(3): 549-564.

［5］FORTEA J I, PUENTE Á, CUADRADO A, et al. Congestive Hepatopathy[J]. Int J Mol Sci, 2020, 21(24):9420.

［6］MCDONAGH T A, METRA M, ADAMO M, et al. 2021 ESC Guidelines for the diagnosis and treatment of acute and chronic heart failure: Developed by the Task Force for the diagnosis and treatment of acute and chronic heart failure of the European Society of Cardiology (ESC) With the special contribution of the Heart Failure Association (HFA) of the ESC[J]. Rev Esp Cardiol (Engl Ed), 2022, 75(6):523.

第三章

炎　症

案例 1

【病史简介】

患者，男，46岁，因"转移性右下腹疼痛1天余"入院。患者前天20:00无明显诱因出现上腹部剑突下疼痛，约6 h后疼痛经脐周转移至右下腹，呈持续性隐痛，未予特殊处理，伴有腹胀、发热，体温最高38.7 ℃，无畏寒，无恶心、呕吐，无呕血、黑便，无咳嗽、咳痰，无心慌、胸闷，无尿频、尿急、尿痛，睡眠差。今晨自觉疼痛加重，并伴有恶心、呕吐，遂急诊入院。否认高血压病、糖尿病、慢性肾病、慢性肝病、慢性阻塞性肺疾病等病史。否认病毒性肝炎、肺结核等传染病病史。预防接种史不详。无药物及其他过敏史。家族中无特殊遗传病史可查。

【体格检查】

体温37.9 ℃，脉搏80次/min，血压125/70 mmHg，呼吸22次/min。意识清楚，表情痛苦，一般情况尚可，无口唇发绀。颈静脉无怒张，气管居中。胸廓正常，双肺呼吸音清晰，未闻及干、湿啰音，无胸膜摩擦音。心率80次/min，心律齐，各瓣膜听诊区未闻及杂音，无心包摩擦音。腹平坦，未见胃肠型及蠕动波，无腹壁静脉曲张，右下腹腹肌紧张，麦克伯尼点压痛、反跳痛，腹部未触及包块。肝脾肋下未触及，肝区无触痛，墨菲征（-），肝颈静脉回流征（-），移动性浊音（-），肠鸣音正常。双肾区及耻骨上区无叩痛。双下肢无水肿。生理反射存在，病理反射未引出。

【实验室检查】

实验室检查结果见表3-1。

表 3-1　实验室检查结果

检查项目	结果	正常值
白细胞	$14.85 \times 10^9/L \uparrow$	$(4 \sim 10) \times 10^9/L$
淋巴细胞百分比	$11.8\% \downarrow$	$20\% \sim 40\%$
单核细胞百分比	5.2%	$3\% \sim 8\%$
中性粒细胞百分比	$82.0\% \uparrow$	$50\% \sim 75\%$
嗜酸性粒细胞百分比	0.9%	$0.5\% \sim 5\%$
嗜碱性粒细胞百分比	0.1%	$0 \sim 1\%$
淋巴细胞绝对值	$0.6 \times 10^9/L \downarrow$	$(0.8 \sim 4.0) \times 10^9/L$
单核细胞绝对值	$0.35 \times 10^9/L$	$(0.12 \sim 0.8) \times 10^9/L$
中性粒细胞绝对值	$14.93 \times 10^9/L \uparrow$	$(2 \sim 7.5) \times 10^9/L$
嗜酸性粒细胞绝对值	$0.17 \times 10^9/L$	$(0.05 \sim 0.5) \times 10^9/L$
嗜碱性粒细胞绝对值	$0.01 \times 10^9/L$	$(0 \sim 0.1) \times 10^9/L$
红细胞	$4.97 \times 10^{12}/L$	$(4.0 \sim 5.5) \times 10^{12}/L$
血小板	$235 \times 10^9/L$	$(100 \sim 300) \times 10^9/L$
血红蛋白	$145 \ g/L$	$120 \sim 160 \ g/L$

【辅助检查】

胸部 X 线片：未见明显异常。心电图检查：未见明显异常。B 型超声检查：阑尾肿大，管壁增厚，管腔扩张（图 3-1）。CT 检查：平扫见阑尾增粗，肿胀，阑尾口见粪石，周围脂肪间隙模糊，见条索样、小片絮状稍高密度影（图 3-2）。

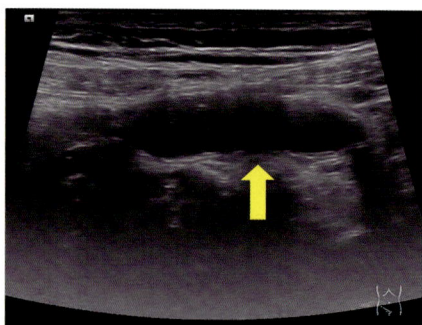

图 3-1　B 型超声示阑尾肿大

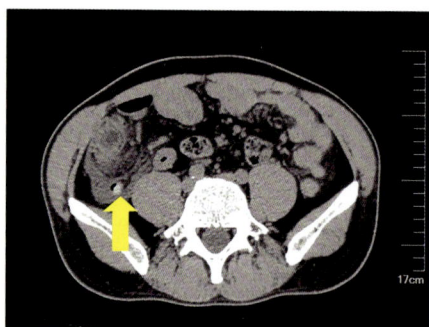

图 3-2　CT 示阑尾增粗、肿胀

【思考题】

1. 结合患者病史及以上检查，你认为患者应考虑什么诊断？
2. 导致急性阑尾炎的可能因素有哪些？

参考答案

3. 试述急性阑尾炎的类型。

4. 请分析急性阑尾炎的结局及并发症。

【分析与讨论】

急性阑尾炎是外科常见病，居各种急腹症的首位。目前，由于外科技术、麻醉、抗菌药物和护理等方面的进步，绝大多数患者早期确诊、及时治疗，能获得良好的治疗效果。

急性阑尾炎典型的腹痛发作始于上腹，逐渐移向脐部，数小时（一般 6～8 h）后转移并固定在右下腹。此过程的长短和程度因人而异，取决于病变发展的程度和阑尾的位置。有 70%～80% 的急性阑尾炎具有这种典型的转移性腹痛的特点，但也有一部分病例发病开始即出现右下腹痛。不同位置的阑尾炎，其腹痛部位也有区别：如盲肠后位阑尾炎疼痛在侧腰部；肝下区阑尾炎可引起右上腹痛；盆腔位阑尾炎疼痛在耻骨上区；极少数左侧腹部阑尾炎呈左下腹痛。不同病理类型的阑尾炎，其腹痛特点也有区别：如单纯性阑尾炎是轻度隐痛；急性化脓性阑尾炎呈阵发性胀痛和剧痛；急性坏疽性阑尾炎呈持续性剧烈腹痛；阑尾炎穿孔时因阑尾管腔压力骤减，腹痛可暂时减轻，但出现腹膜炎后，腹痛又会持续加剧。

急性阑尾炎常见的重要体征是右下腹压痛，压痛点通常在麦克伯尼点。压痛点也可随阑尾位置的变异而改变，但压痛点始终在一个固定的位置上。腹膜刺激征象有腹肌紧张、反跳痛和肠鸣音减弱或消失等，这是壁腹膜受到炎性刺激的一种防御反应，常提示阑尾炎已发展到化脓、坏疽或穿孔的阶段。但是老年人、小儿、孕妇、肥胖、虚弱患者或盲肠后位阑尾炎时，腹膜刺激征象可不明显。若在体格检查过程中，扪及一压痛性肿块，边界不清，固定，应考虑阑尾周围脓肿的诊断。

如果阑尾在正常解剖位置上，依靠转移性腹痛和右下腹部定位压痛的特点，即可以确诊。但如果位置变异，同时受其他因素影响，诊断就变得困难。这时需明确右下腹痛是转移性的，而不是腹内其他处病灶所致腹痛向右下腹扩散。注意转移性腹痛需要一定时间而不是立即转移到右下腹部。再加上实验室检查、影像学检查等辅助方法，才能对急性阑尾炎做出诊断。

有许多急腹症的症状和体征与急性阑尾炎很相似，且 20% 的阑尾炎表现不典型，需要认真鉴别。急性阑尾炎诊断不但要防止延误，也要避免误诊。尤其当阑尾穿孔发生弥漫性腹膜炎时，鉴别诊断更难，有时需要在腹腔镜探查或剖腹探查术中才能鉴别清楚。需要与急性阑尾炎鉴别的常见疾病包括胃十二指肠溃疡穿孔、右侧输尿管结石、妇产科疾病、急性肠系膜淋巴结炎等。

【点评】

该病例带来以下几点重要提示：①急性阑尾炎的病情变化多端，部分患者的诊断也较困难，因此临床医师在诊治中对每个具体病例都应认真对待，详尽询问病史，仔细检查，熟悉急性阑尾炎的诊断和鉴别诊断要点，同时还应具备高度的责任感和职业素养，在诊治中认真对待每个病例，这样才能准确诊断，早期手术，防止并发症，提高治愈率。②医学生今后大多将走向临床，成为护卫人民健康的忠实卫士。在医学课程的学习过程中，应该认真学习医学知识，打下坚实的基础，培养"敬佑生命、救死扶伤、甘于奉献、大爱无疆"的医学职业精神，在今后的临床工作中，关爱患者，将患者的利益放在第一位，用严谨细致、精益求精的工作态度对待每个患者，除患者之病痛，助健康之完美。

（解丽琼　王元玲　吴海莺）

案例 2

【病史简介】

患者，女，65 岁，因"间断性上腹部疼痛 2 天，加重伴呕吐 3 h"入院。患者 2 天前进食油腻食物后出现上腹痛，呈间断性、隐痛，以右上腹较明显，并伴有大便次数增多，呈黏液性，不含脓、血，每天 2 ~ 3 次，无发热，无恶心、呕吐，患者未予重视及特殊治疗，于入院前 3 h 患者饭后上腹痛加重，呈持续性，并出现呕吐，呕吐物为胃内容物，不含咖啡样物，遂来我院收入院治疗。既往冠心病病史 20 年，长期口服"硝酸异山梨酯、美托洛尔、地奥心血康"等药物治疗。高血压病史 10 年，长期口服"马来酸依那普利、尼莫地平片"等药物治疗，血压控制在 130 ~ 140/80 ~ 90 mmHg。否认糖尿病病史。否认肝炎、结核等传染病接触史。预防接种史不详。否认手术、外伤、输血史。无药物及其他过敏史。家族中无特殊遗传病史可查。

【体格检查】

体温 36.2 ℃，脉搏 74 次 /min、呼吸 20 次 /min、血压 136/85 mmHg。意识清楚，语言流利，急性痛苦病容，强迫卧位，全身皮肤湿冷、黏膜无黄染及出血点，两肺呼吸音清，未闻及干、湿啰音及哮鸣音。心界不大，心率 74 次 /min，心律齐，心音低钝，各瓣膜听诊区未闻及病理性杂音。腹部平坦，未见胃肠型及蠕动波，腹软，上腹压痛，以右上腹较明显，无反跳痛及腹肌紧张，肝脾肋下未触及，墨菲征（＋），未触及包块，叩诊鼓音，移动性浊音（－），听诊肠鸣音正常。双下肢无水肿。生理性反射存在，病理性反射未引出。

【实验室检查】

实验室检查结果见表 3-2。

表 3-2 实验室检查结果

检查项目	结果	正常值
白细胞	$13.01 \times 10^9/L$ ↑	（4 ~ 10）$\times 10^9/L$
淋巴细胞	6.5% ↓	20% ~ 40%
单核细胞	2.8% ↓	3% ~ 8%
中性粒细胞	88.7% ↑	50% ~ 75%
嗜酸性粒细胞	1.8%	0.5% ~ 5.0%
嗜碱性粒细胞	0.2%	0 ~ 1%
红细胞	$3.95 \times 10^{12}/L$	（4 ~ 5.5）$\times 10^{12}/L$
血小板	$216 \times 10^9/L$	（100 ~ 300）$\times 10^9/L$
血红蛋白	122 g/L	120 ~ 160 g/L
血清淀粉酶	85 U/L	35 ~ 135 U/L
丙氨酸氨基转移酶	56 U/L ↑	5 ~ 40 U/L
碱性磷酸酶	150 U/L ↑	45 ~ 125 U/L
血清总胆红素	10.5 μmol/L	3.4 ~ 17.1 μmol/L
血清结合胆红素	4.3 μmol/L	0 ~ 6.8 μmol/L
血清非结合胆红素	3.8 μmol/L	1.7 ~ 10.2 μmol/L

【辅助检查】

胸部 X 线片：未见明显异常。心电图检查：未见明显异常。B 型超声检查：胆囊体积增大，胆囊壁增厚，胆囊腔内出现多个强回声光团，光团后伴声影，光团可随体位改变而移动（图 3-3）。CT 检查：胆囊增大，胆囊壁增厚，胆囊内混杂多个高密度影，内有不规则形钙化（图 3-4）。

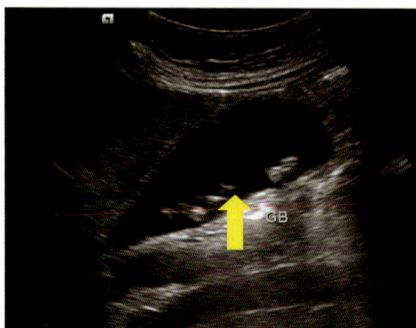

图 3-3　B 型超声

胆囊体积增大，胆囊壁增厚，胆囊腔内
出现多个强回声光团

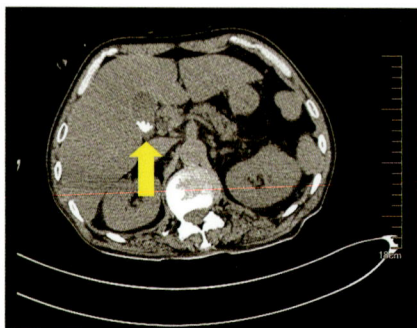

图 3-4　CT

胆囊增大，胆囊壁增厚，胆囊内混杂多
个高密度影

【思考题】

1. 结合患者病史及以上检查，你认为患者应考虑什么诊断？

2. 导致急性胆囊炎的原因有哪些？

3. 急性胆囊炎和慢性胆囊炎有何区别和联系？通过急、慢性胆囊炎的比较，试述急性炎症和慢性炎症的区别。

4. 请分析急性胆囊炎的发展过程。

参考答案

【分析与讨论】

胆道感染是临床常见疾病，按发病部位可分为胆囊炎和不同部位胆管炎两类，按发病急缓可分为急性和慢性。胆道感染主要由胆道梗阻、胆汁淤积造成，胆道结石是导致梗阻最主要的原因，而反复感染可促进结石形成，并进一步加重胆道梗阻。胆道感染与胆石症常为因果关系。胆囊炎症多先有胆囊结石，当胆石引起胆囊管梗阻时，胆汁淤积，细菌繁殖，发生感染而导致胆囊炎。

急性胆囊炎是胆囊管梗阻和细菌感染引起的急性炎症。95% 以上的患者有胆囊结石，称为结石性胆囊炎。胆囊结石的成因非常复杂，与多种因素有关，任何影响胆汁中胆固醇与胆汁酸浓度比例和造成胆汁淤积的因素都能导致结石形成，例如女性激素、肥胖、高脂饮食、长期肠胃营养、糖尿病、高脂血症、胃切除或胃肠吻合术后、回肠末端疾病和回肠切除术后、肝硬化、溶血性贫血等。在我国经济发达城市以及西北地区，胆囊结石的发病率相对较高，可能与饮食习惯有关。另外 5% 的患者胆囊没有结石，称为非结石性胆囊炎。非结石性胆囊炎的病因仍不清楚，可能是由于胆囊功能异常，排空功能障碍，或致病细菌自血液循环传播而引起，通常在严重创伤、烧伤、腹部非胆道手术后如腹主动脉瘤手术、脓毒血症的危重患者中发生。也有学者认为，非结石性胆囊炎是长期肠外营养、艾滋病的并发症。急性结石性胆囊炎的病理变化在之前的思考题中已经讨论过。急性非结石性胆囊炎的病理变化与急性结石性胆囊炎相似，但病情发展更迅速，更容易出现胆囊坏疽和穿孔。

急性胆囊炎有较典型的发病过程，开始时仅有上腹部不适，逐渐发展至右上腹部绞痛，阵发性加重；夜间发作常见，饱餐、进食油腻食物常诱发发作。疼痛常放射至右肩、肩胛或右背部，并出现恶心、呕吐、厌食、便秘等消化道症状。患者常有轻至中度发热，通常无寒战，可有畏寒，如果出现寒战、高热，表明病情严重，如胆囊坏疽、穿孔或胆囊积脓，或合并急性胆管炎。急性非结石性胆囊炎的临床表现与急性结石性胆囊炎相似，腹痛症状常因患者伴有其他严重疾病而被掩盖，易误诊和延误治疗。体格检查：右上腹胆囊区域可有压痛，疼痛程度个体间有差异，炎症波及浆膜时可有腹肌紧张和反跳痛，墨菲征阳性。有些患者可触及肿大胆囊并有触痛。如果胆囊被大网膜包裹，则形成边界不清，固定压痛的肿块；如果发生坏疽、穿孔，则出现弥漫性腹膜炎表现。血液学检查，患者可出现白细胞升高，老年人也可不升高。血清丙氨酸氨基转移酶、碱性磷酸酶常升高，约 1/2 的患者血清胆红素升高，1/3 的患者血清淀粉酶升高。超声检查可见胆囊增大、胆囊壁增厚（> 4 mm），明显水肿时见"双边征"，胆囊结石显示强回声，其后有声影。必要时可做计算机体层扫描（CT）、磁共振成像（MRI）检查。

【点评】

该病例带来以下重要提示：①急性胆囊炎是临床常见病、多发病，若不及时治疗可能导致严重的并发症。若发展为慢性胆囊炎，则患者反复发病，严重影响正常的生活和工作，且还可能发展为胆囊癌，大多数胆囊癌恶性度高、预后差。因此，患者在发病后要及时到医院就诊，在医师的指导下，采取药物治疗、手术治疗等不同方案，防止胆囊炎进一步发展为严重状态或慢性疾病的概率。②胆囊炎与不良的生活习惯有关，如爱静不爱动、盲目节食减肥、不食早餐、喜食甜食、喜食油腻食物等。因此，医务工作人员在日常工作中要加强对人民群众的健康宣教，大力普及健康知识，推动人民群众形成健康的生活方式，积极预防胆石症、胆囊炎的发生。

（解丽琼　王元玲　吴海莺）

案例 3

[Abstract]

Female, 35-year-old, was admitted to hospital for palpating 3 small nodules beneath the skin at the site of the healed neck incision a week ago.

The patient was diagnosed as follicular thyroid carcinoma by biopsy after finding a mass in her neck half a year ago. She had a thyroidectomy and neck dissection of the central destrict lymph nodes two months ago, and she recovered well. She took levothyroxine sodium tablets after surgery. A week ago, the patient discovered several nodules beneath the skin at the site of the healed neck incision.

[Physical examination]

The patient's body temperature was 36.8 ℃, pulse rate was 72 beats/minute, blood pressure was 110/70 mmHg, and respiratory rate was 15 breaths/minute. The patient's mind was clear, and her expression was natural. There was a five-centimeter surgical scar on the neck and 3 nodules, the largest being about two-centimeter in diameter, were palpated under the scar with tenderness.

[Laboratory tests]

The laboratory test results are shown in table 3-3.

Table 3-3　The laboratory test results

Items of examination	Measure value	Normal range
Red blood cell	4.18×10^{12}/L	（$3.5 \sim 5.0$）$\times 10^{12}$/L
White blood cell	7.4×10^{9}/L	（$4 \sim 10$）$\times 10^{9}$/L
Platelet	140×10^{9}/L	（$100 \sim 300$）$\times 10^{9}$/L
Hemoglobin	140 g/L	$120 \sim 160$ g/L
Neutrophil	50.2%	$50\% \sim 75\%$
Lymphocytes	38.8%	$20\% \sim 40\%$
Total triiodothyronine	2.1 nmol/L	$1.6 \sim 3$ nmol/L
Free triiodothyronine	5.3 pmol/L	$6.0 \sim 11.4$ pmol/L

Items of examination	Measure value	Normal range
Total thyroxine	85 nmol/L	65 ～ 155 nmol/L
Free thyroxine	13.5 pmol/L	10.3 ～ 25.7 pmol/L
Thyroid stimulating hormone	0.4 mU/L ↓	2 ～ 10 mU/L
Triglyceride	67 μg/L	3.5 ～ 77 μg/L
Thyroglobulin antibody	110 U/mL	0 ～ 115 U/mL

[Auxiliary examinations]

Ultrasound showed three hypoechoic nodules in the soft tissue, which were 22 mm × 19 mm, 17 mm × 16 mm, and 13 mm × 13 mm respectively, without capsule and with irregular edge. Multiple punctate strong echoes were seen in the echo, with shadow behind.

[Treatment]

Nodules resection. When there was local inflammation, antibiotic treatment was given. Since the patient had suffered from follicular thyroid carcinoma, regular follow-up was need.

[Pathological results]

The three nodules were 2 cm, 1.6 cm, and 1.4 cm in diameter. Microscopic examination showed nodular lesions mainly composed of sutures, foreign body giant cells and inflammatory cells（Figure 3-5，Figure 3-6）.

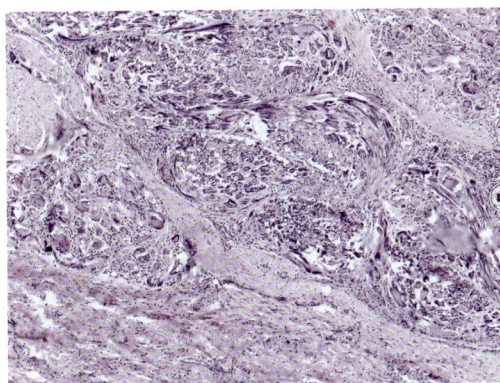

Figure 3-5　Nodular lesions

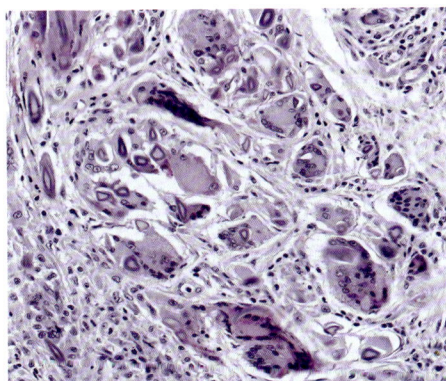

Figure 3-6　Polarizable, refractile material（suture）was seen in the nodules

Questions

1. Combined with the patient's medical history and the results of laboratory tests above, what diagnosis do you think is proper for the patient?

2. What are granulomas? Try to describe the types of granulomas.

3. Interpret the formation of granuloma.

参考答案

（解丽琼　王元玲　吴海莺）

参考文献

［1］陈孝平，汪建平，赵继宗．外科学 [M]．9 版．北京：人民卫生出版社，2018．

［2］顾树南．现代胆道外科学 [M]．上海：复旦大学出版社，2017．

［3］郭腾飞．注意鉴别急性阑尾炎的不典型症状 [J]．医师在线，2021(29):15-16．

［4］刘南斌，许艳，魏玉华，等．急性坏疽性胆囊炎 39 例诊疗分析 [J]．外科研究与新技术，2021，10(1):37-41．

［5］麻勇．急性阑尾炎诊疗若干问题的再认识 [J]．国际外科学杂志，2016，43(10):661 663．

［6］邵得志，冯志毅，郭乃超，等．急性非结石性胆囊炎 42 例诊治分析 [J]．中华普外科手术学杂志（电子版），2021，15(4):434-436．

［7］吴孟超，吴在德．黄家驷外科学 [M]．7 版．北京：人民卫生出版社，2011．

［8］张利媛，运宏飞．超声检查在急性阑尾炎诊断中的价值 [J]．中国误诊学杂志，2021,16(2):147-148．

［9］ALGHANEMI R, STEINMüLLER T. Abrupt onset of suture granuloma 27 years after hemithyroidectomy[J]. Surg Case Rep, 2023(6): 1-2.

［10］WEI J, TIAN H. Ultrasonic diagnosis of stitches foreign body granulomas: a case report[J]. J Clin Ultrasound in Med, 2018, 20(1):73.

［11］ZOU D, WU X, DIING W, et al. Ultrasonic features of suture granulomas after thyroid surgery[J]. Chin J Med Imaging Technol, 2020, 36(1):55-58.

第四章

肿 瘤

案例 1

【病史简介】

患者，男，17 岁，因"左小腿疼痛 4 月余，加重 1 月"入院。患者于 4 个月前上体育课时出现左小腿疼痛，不伴红肿及活动障碍，休息时可缓解，未予特殊处理。近 1 个月来，疼痛程度进行性加重，呈持续性，以夜间为重，伴左小腿肿胀，来医院就诊。病程中无寒战、高热，无恶心、呕吐，无腹痛、腹胀。自发病以来，患者精神状态尚可，睡眠情况一般，体重无明显变化，大便、小便正常。否认高血压病、冠心病、糖尿病病史。否认肝炎、结核等传染病史。预防接种史不详。否认手术、外伤、输血史。否认药物及其他过敏史。家族中无特殊遗传病史可查。

【体格检查】

体温 36.9 ℃，脉搏 85 次 /min，血压 105/74 mmHg，呼吸 19 次 /min。意识清楚，表情自如，一般情况可，发育正常，营养中等。颈静脉无怒张，气管居中。胸廓正常，双肺呼吸音清晰，未闻及干、湿啰音，无胸膜摩擦音。心率 85 次 /min，心律齐，各瓣膜听诊区未闻及杂音，无心包摩擦音。腹软，无压痛、反跳痛，无肌紧张，肝脾肋下未触及，肝颈静脉回流征（－），移动性浊音（－），肠鸣音正常。左侧腓骨近端外侧可扪及包块，大小约 9 cm×5 cm×4 cm，质地中等，活动度差，局部皮温增高，压痛明显。双下肢肌张力 V 级，皮肤感觉正常，生理反射存在，病理反射未引出。

【实验室检查】

实验室检查结果见表 4-1。

表 4-1 实验室检查结果

检查项目	结果	正常值
白细胞	5.04×10^9/L	（4 ~ 10）$\times 10^9$/L
中性粒细胞	63.6%	50% ~ 75%
淋巴细胞	32.7%	20% ~ 40%
红细胞	4.30×10^{12}/L	（4.0 ~ 5.5）$\times 10^{12}$/L
血小板	256×10^9/L	（100 ~ 300）$\times 10^9$/L
血红蛋白	130 g/L	120 ~ 160 g/L
总蛋白	72.12 g/L	60 ~ 80 g/L
白蛋白	47.50 g/L	40 ~ 55 g/L
球蛋白	24.62 g/L	20 ~ 30 g/L
总胆红素	10.10 μmol/L	3.4 ~ 17.1 μmol/L
丙氨酸氨基转移酶	11.50 U/L	5 ~ 40 U/L
天门冬氨酸氨基转移	25 U/L	8 ~ 40 U/L
碱性磷酸酶	152.00 U/L ↑	45 ~ 125 U/L
癌胚抗原	0.48 μg/L	＜ 5 μg/L
甲胎蛋白	1.30 μg/L	＜ 25 μg/L
癌抗原 125	19.30 kU/L	＜ 35 kU/L
癌抗原 153	8.06 kU/L	＜ 25 kU/L
糖链抗原 199	18.53 kU/L	＜ 37 kU/L
鳞状上皮细胞癌抗原	1.2 μg/L	＜ 1.5 μg/L

【辅助检查】

X 线检查：左侧腓骨上段外侧缘骨皮质毛糙增厚（图 4-1），局部可见骨膜反应，邻近软组织密度增高，见结节样、线样密度增高影。左腓骨中下段、左胫骨骨质完整，皮质光滑，骨小梁清晰，未见骨折及脱位征。关节间隙清晰，关节关系正常。

超声检查：左小腿上段骨皮质毛糙不连续，该处可见一个肿块图像，突向软组织内，大小约 10.7 cm × 5.1 cm × 3.2 cm，形状呈不规则形，边界不清楚，内部为低回声（图 4-2），分布不均质，并可见条片状强回声，后方回声无变化，彩色多普勒超声检查显示：肿块内可见丰富的血流信号。

CT 检查：轴位、多平面重组、骨三维成像显示左侧腓骨上段前外侧皮质骨质破坏（图 4-3）并周围低密度肿块形成，大小约 4.7 cm × 3.8 cm，上下径约 9.5 cm，未累及骺板，其内见高密度影，病变段髓腔内斑片稍高密度影，增强后肿块及髓腔内病变欠均匀强化，供血血管来自胫前动脉外侧分支及腓动脉分支，病变两侧骨膜三角形成，肿块与邻近前外侧肌群分界欠清。

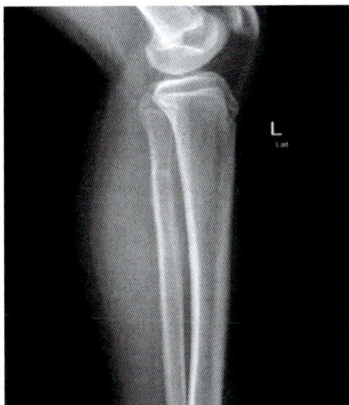

图 4-1　X 线侧位片

左侧腓骨上段外侧缘骨皮质毛糙增厚

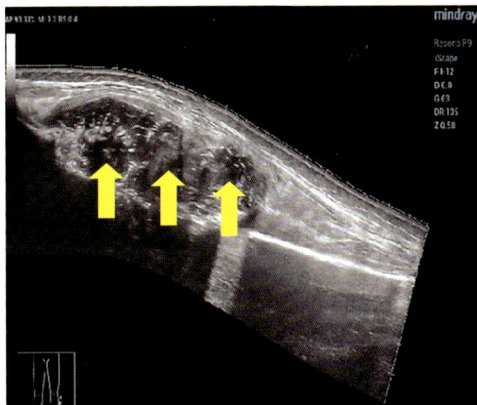

图 4-2　B 超影像

左小腿上段低回声肿块

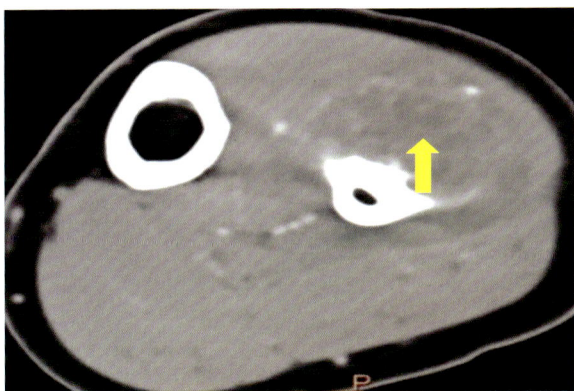

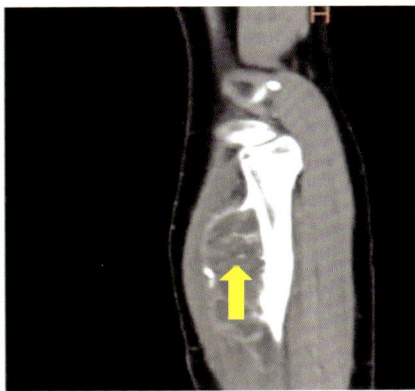

图 4-3　CT 影像

左侧腓骨上段前外侧皮质骨质破坏并周围低密度肿块形成

MRI 检查：左侧腓骨上段外缘皮质破坏并周围软组织肿块形成（图 4-4），呈混杂稍长 T_1 稍长 T_2 信号，内见条片状短 T_2 长 T_1 信号影，增强不均匀强化，病灶大小约 9.2 cm×5.0 cm×4.6 cm，其上缘距骺线约 2.1 cm，未累及骨骺；左腓骨上段髓腔信号不均匀，呈长 T_1 长 T_2 信号，增强后可见不均匀强化，病灶下缘邻近髓腔内结节状强化明显、局部分界不清；相应区域见三角形骨膜反应，下缘至腓骨中段区。左小腿中下段内外侧肌群 T_2WI 信号稍增高，轻微强化。

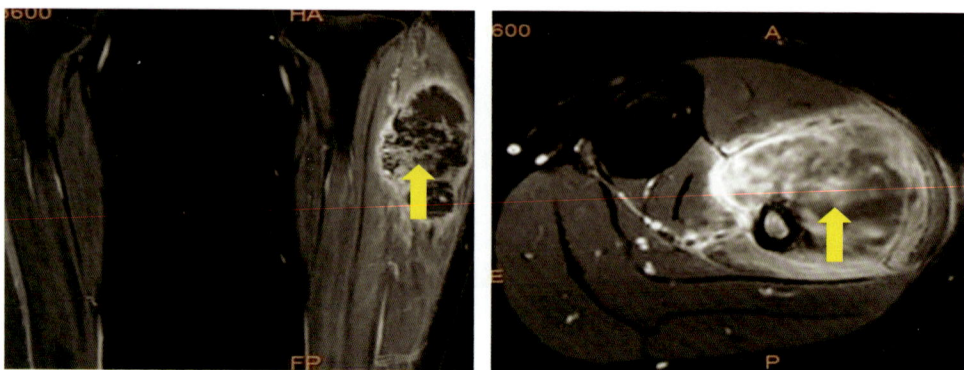

图 4-4　MRI 影像

左侧腓骨上段外缘皮质破坏并周围软组织肿块形成

【思考题】

　　1. 结合患者病史及以上检查，你考虑该患者的诊断可能是什么？

　　2. 该患者病灶如果发生转移最可能转移到哪个器官？

　　3. 如何鉴别癌与肉瘤？

参考答案

【分析与讨论】

　　骨肉瘤又称成骨肉瘤，是间叶组织发生的具有直接形成骨质或骨样组织（类骨）能力的恶性肿瘤，其发病率位于恶性骨肿瘤的首位。发病年龄多见于 11～20 岁，男性多于女性。发生部位以四肢长骨干骺端为常见，尤以股骨下端、胫骨上端最多见。肉眼观，肿瘤位于长骨干骺端，呈梭形膨大，切面灰白色鱼肉状，常见出血坏死，侵犯破坏骨皮质。镜下见肿瘤由明显异型性的梭形或多边形肉瘤细胞组成，直接形成肿瘤性骨样组织或骨组织，这是诊断骨肉瘤最重要的组织学依据。

　　骨肉瘤临床常表现为患部的疼痛，早期为间歇性疼痛，随病情发展，疼痛逐渐加重，后期可发展为持续性疼痛，以夜间为甚。随病情进展，局部可出现肿胀，在肢体疼痛部位触及肿块，伴明显的压痛。局部表面皮温升高，后期皮肤张紧发亮，呈紫铜色，表面静脉充盈或怒张。增大的肿块可引起关节活动受限，导致功能障碍。肿瘤组织侵蚀到骨质，可致骨质破坏，容易发生原因不明的骨骼损伤或骨折。由于骨折两端均为肉瘤组织，发生病理性骨折后一般不能愈合。当病情进一步恶化发展，可出现发热、不适、体重下降、贫血以至衰竭。实验室检查，40%～80% 的骨肉瘤患者血清碱性磷酸酶增高。需要注意的是，碱性磷酸酶的升高可能缺乏特异性，不仅见于骨肿瘤，其水平升高还可见于肝胆系统疾病、营养不良、严重贫血等多种疾病。

目前，骨肉瘤的影像学检查，主要以 X 线、CT 和 MRI 为主。X 线检查可明确是否有肿块和骨质破坏；CT 可明确肿瘤在软组织中的扩散情况，以及肿瘤对关节组织和关节腔的破坏情况。MRI 可明确肿瘤边界和侵袭范围，还可清楚地显示肿瘤病灶在髓腔或是关节腔的生长、蔓延，有无微小转移病灶，有助于更好地为手术治疗方案的制订和选择提供指导（图 4-5）。

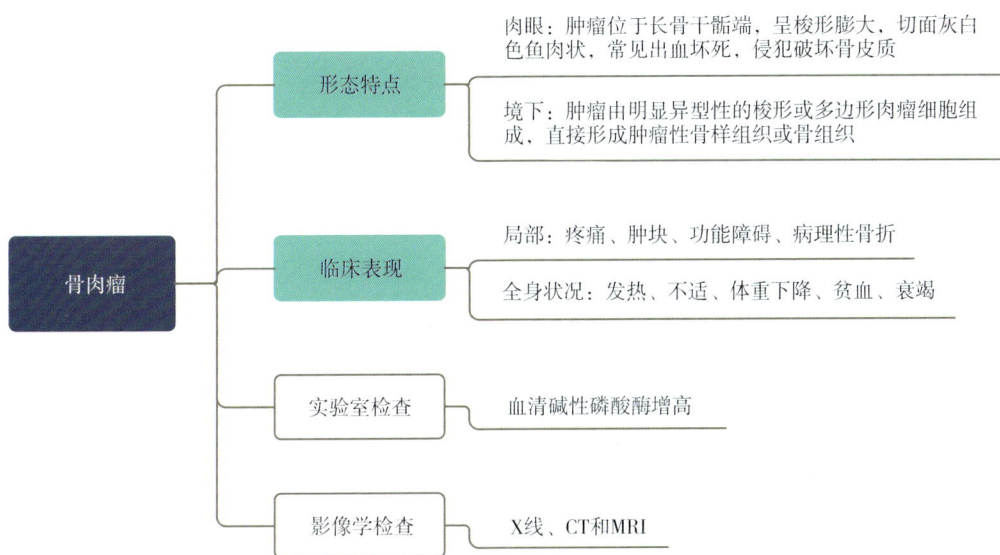

图 4-5 骨肉瘤的形态特点、临床表现、实验室检查及影像学检查方法

【点评】

该病例带来以下几点重要提示：①骨肉瘤多发生于青少年，这一阶段的孩子是生长发育最快的时候，患者的早期症状一般表现为肿瘤累及部位的疼痛，通常会与青少年的"生长痛"相混淆，导致病情被延误。因此，青少年出现疼痛，尤其是夜间痛，就要引起重视，应及时检查、就诊。②骨肉瘤的诊断与治疗需要多学科协作，目前骨肉瘤的诊断是临床、影像、病理三者相结合，其后续治疗也涉及多个学科，不仅需要保证治疗的效果，还要密切关注患者心理变化，耐心细致地引导，提高依从性，配合治疗，帮助患者战胜疾病。

（刘 兰 景明伟）

案例 2

【病史简介】

患者，男，69 岁，因"肉眼血尿 1 月余"入院。患者于 1 个月前无明显诱因出现小便色鲜红，次数增多，伴尿频、尿急，偶有尿痛，无畏寒、发热，无恶心、呕吐，无腹痛、腹胀，无腰背部疼痛。自发病以来，体重 1 个月内下降 5~6 kg，大便正常，小便如上。否认高血压、冠心病、糖尿病病史。否认肝炎、结核病等传染病史。否认手术、外伤、输血史。有吸烟史 40 年，每天 20 支，无酗酒史，无化工产品接触史。预防接种史不详。家族中无特殊遗传病史可查。

【体格检查】

体温 36.1 ℃，脉搏 85 次 /min，血压 136/87 mmHg，呼吸 20 次 /min，意识清楚，表情自如。一般情况可，发育正常，体形消瘦。眼睑无水肿，双侧扁桃体无肿大，咽未见明显异常。颈静脉无怒张，气管居中。胸廓正常，双肺呼吸音清晰，未闻及干、湿啰音，无胸膜摩擦音。心率 85 次 /min，心律齐，各瓣膜听诊区未闻及杂音，无心包摩擦音。腹柔软，无压痛、反跳痛，无肌紧张，肝脾肋下未触及，肝颈静脉回流征（－），移动性浊音（－），肠鸣音正常。双肾区无叩击痛，双输尿管经行区无压痛。双侧腹股沟可触及增大的淋巴结，约 2.5 cm×2.0 cm，质韧，分界不清。四肢肌力及肌张力正常，生理反射存在，病理反射未引出，双下肢大腿上段皮下软组织水肿增厚。

【实验室检查】

实验室检查结果见表 4-2。

表 4-2　实验室检查结果

检查项目	结果	正常值
白细胞	$4.70×10^9$/L	（4~10）×10^9/L
中性粒细胞	64.5%	50%~75%
淋巴细胞	23.2%	20%~40%
红细胞	$3.8×10^{12}$/L ↓	（4.0~5.5）×10^{12}/L
血小板	$171×10^9$/L	（100~300）×10^9/L
血红蛋白	118 g/L ↓	120~160 g/L

续表

检查项目	结果	正常值
铁蛋白	14 μg/L ↓	15 ~ 200 μg/L
肌酐	89 μmol/L	53 ~ 106 μmol/L
尿素氮	6.5 mmol/L	3.2 ~ 7.1 mmol/L
癌抗原 125	9.46 kU/L	0 ~ 35 kU/L
癌抗原 153	22.80 kU/L	< 25 kU/L
糖链抗原 199	8.14 kU/L	< 37 kU/L
鳞状上皮细胞癌抗原	0.70 μg/L	< 1.5 μg/L
尿液检查		
尿蛋白	阴性	阴性
隐血	3+ ↑	阴性
比重	1.012	1.003 ~ 1.030
酮体	阴性	阴性
白细胞	74.00/μL ↑	0 ~ 10/μL
红细胞	12 057/μL ↑	0 ~ 5/μL
尿液细胞学检查	可见核异质细胞	阴性

【辅助检查】

超声检查：①膀胱右侧壁异常实质回声，乳头状凸向膀胱腔内（图 4-6），大小约 5.8 cm × 3.9 cm × 4.2 cm，改变体位不移动，有蒂，基底较宽，附着处膀胱壁回声不光滑、不整齐。彩色多普勒超声检查显示肿块内可见丰富的血流信号。②盆腔内双侧髂血管旁可见几个异常实质回声，大小不等，最大约 5.5 cm × 3.9 cm（左侧）、4.4 cm × 3.2 cm（右侧），形状不规则，边界不清，内部回声为低回声，彩色多普勒超声检查显示肿块内可见丰富的血流信号。

超声造影检查：膀胱内实质性肿块，经肘静脉注射造影剂 SonoVue 2.4 mL 后，22 s 病灶先于膀胱壁开始增强，病灶增强模式为高增强，增强形态为不均匀增强，可见树枝状血管自膀胱右后壁进入病灶内，31 s 病灶增强达峰值，增强后与附着处膀胱壁分界不清，该处膀胱外侧壁尚连续，44 s 病灶开始减退，至造影晚期病灶减退呈不均匀中等稍低增强（图 4-7）。

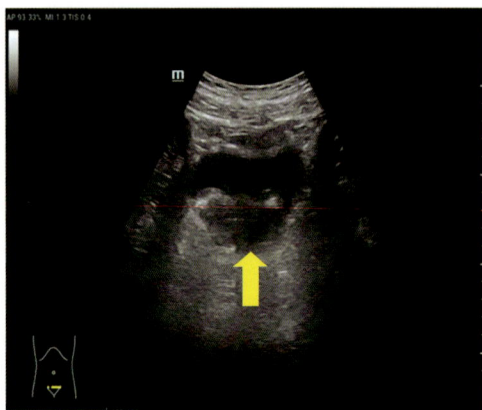

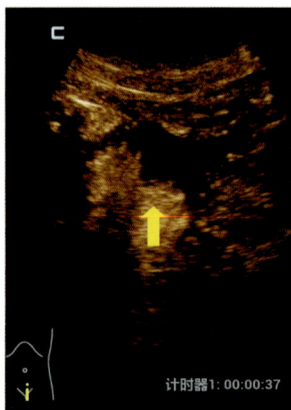

图 4-6　B 型超声影像

膀胱右侧壁异常实质回声肿块

图 4-7　超声造影

膀胱右侧壁肿瘤组织内丰富的血流信号

CT 检查：膀胱充盈良好，右侧壁可见肿块，平扫呈等密度，内见钙化，病灶呈乳头状并宽基底与膀胱壁相连（图 4-8），最大层面测量范围约 4.4 cm×3.4 cm×5.7 cm，增强后不均匀明显强化，病灶局部与直肠壁分界欠清。

膀胱镜检查：尿道狭窄扩张后进镜顺利，视野不清，膀胱右侧壁可见一巨大菜花状肿物（图 4-9），大小约 6 cm×6 cm，表面有出血坏死，似有蒂，膀胱颈口可见菜花样肿物，膀胱左右侧壁可见散发多个菜花样肿物，双侧输尿管口未见。

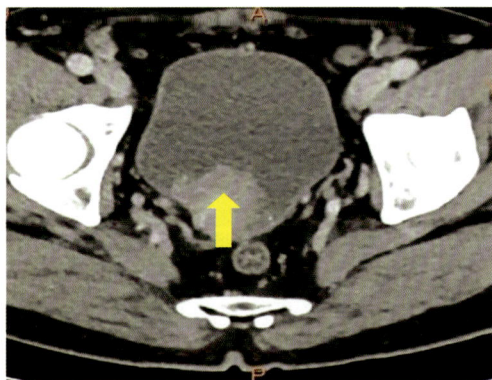

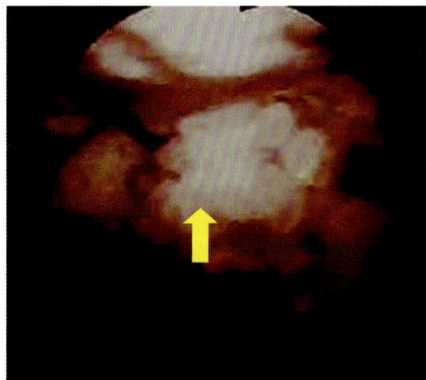

图 4-8　CT 影像

膀胱右侧壁可见肿块

图 4-9　膀胱镜检查

膀胱右侧壁菜花状肿物

【思考题】

1.结合患者病史及检查资料，你考虑该患者的诊断可能是什么？

2.试述肿瘤的扩散方式。

参考答案

3. 试分析良性肿瘤、恶性肿瘤的主要区别。

【分析与讨论】

膀胱癌是发生于膀胱黏膜上皮的恶性肿瘤，多发于男性，大多数患者在 50 岁以后发病。其发生与吸烟、接触芳香胺、辐射以及膀胱黏膜的慢性刺激等有关。吸烟可明显增加膀胱癌发病的危险性，是重要的影响因素。

既往将膀胱黏膜上皮称为移行细胞，1998 年世界卫生组织（WHO）与国际泌尿病理学会联合建议用尿路上皮代替移行细胞；2004 年 WHO《泌尿系统及男性生殖器官肿瘤病理学和遗传学》中尿路系统肿瘤组织学分类膀胱癌的病理类型主要包括膀胱尿路上皮癌（移行细胞）、鳞状细胞癌和腺癌，其中，膀胱尿路上皮癌最为常见，占膀胱癌患者总数的 90% 以上。2016 年 WHO 对膀胱尿路上皮肿瘤病理类型进行更新，主要分为浸润性尿路上皮癌和非浸润性尿路上皮癌两大类。

膀胱癌最常见的症状是血尿，通常表现为无痛性、间歇性、全程肉眼血尿，有时也可为镜下血尿，出血量及血尿持续时间的长短与肿瘤的恶性程度、大小、范围和数量并不一定成正比。肿瘤乳头的断裂、肿瘤表面坏死和溃疡形成均可引起血尿，部分病例因肿瘤侵犯膀胱壁、刺激膀胱黏膜或并发感染，出现尿频、尿急和尿痛等膀胱刺激症状。对于 40 岁以上出现无痛性肉眼血尿，应考虑到泌尿系肿瘤的可能性，特别是膀胱癌。综合患者既往史、家族史，结合症状和查体做出初步判断，并进一步行相关检查。检查方法包括尿常规、尿脱落细胞学、尿液肿瘤标志物、腹部和盆腔 B 型超声等检查。根据上述检查结果决定是否进行膀胱镜、静脉肾盂造影、盆腔 CT 和（或）盆腔 MRI 等以明确诊断。其中，膀胱镜检查是诊断膀胱癌的最主要方法。

膀胱癌最主要的转移途径是淋巴道转移，可转移到闭孔、髂内、髂外、髂总、腹股沟淋巴结等。本病例患者体格检查时，在双侧腹股沟触及增大的淋巴结，超声检查盆腔内双侧髂血管旁可见异常实质回声，提示有腹股沟淋巴结及盆腔淋巴结转移的可能。膀胱癌通过淋巴结转移后，肿瘤细胞可阻塞淋巴管引起淋巴液回流受阻，这是本病例患者发生双下肢水肿的主要原因。

膀胱癌是泌尿系最常见的恶性肿瘤之一，根据目前国内外各大指南，15%～20% 的膀胱癌患者需要切除膀胱。膀胱根治性切除是泌尿外科创伤最大的手术之一，手术死亡率为 2%～4%，手术并发症发生率将近 50%，即使过了并发症关，也不意味着膀胱根治切除后就一劳永逸，大数据显示，膀胱根治性切除后 5 年总体生存率为 66%，10 年总体生存率只有 43%，而生存的患者，由于尿流改道及对并发症的处理，常伴随着生活质量的明显下降。随着科技的进步以及患者对生活质量的要求，辅助手段的丰富，膀胱癌保留膀胱的综合治疗越来越受到重视。

【点评】

　　该病例带来以下几点重要提示：①吸烟是膀胱癌的重要影响因素，预防膀胱癌应养成良好的生活习惯，嗜烟者及早戒烟，加强体育锻炼，增强体质，同时注意定期体检，如发现血尿应及时就诊。②膀胱癌临床特点为肉眼血尿，应与引起血尿的相关疾病相鉴别。值得注意的是，膀胱癌患者亦常见伴有尿频、尿急、尿痛等膀胱刺激症状，故还需要与尿道感染等疾病鉴别。

（刘　兰　景明伟　郎乔丽）

参考文献

［1］步宏，李一雷.病理学 [M].9 版.北京：人民卫生出版社，2018.

［2］邓磊，邹玉坚，曾雪伟，等.骨肉瘤的 CT 和 MRI 诊断及鉴别 [J].中国医学计算机成像杂志，2019，25(1):53-57.

［3］倪明.2021 版美国国家综合癌症网络（NCCN）《骨肿瘤临床实践指南》更新与解读［J］.中国修复重建外科杂志，2021，35(9):1186-1191.

［4］谭智勇，付什，栾婷，等.肌层浸润性膀胱癌保留膀胱综合治疗的研究进展 [J].中华泌尿外科杂志，2022，43(6):464-468.

［5］王一雯，唐光才，王建秋，等.基于膀胱影像报告与数据系统评分的多参数磁共振成像对膀胱癌分级诊断的应用价值 [J].中国现代医学杂志，2021，31(13):40-46.

［6］BRIA A, MARROCCO C, TORTORELLA F. Addressing class imbalance in deep learning for small lesion detection on medical images［J］.Comput Biol Med, 2020, 120: 103735.

［7］HU X, LI G, WU S. Advances in diagnosis and therapy for bladder cancer[J]. Cancers, 2022, 14(13):3181.

第五章

心血管系统疾病

案例 1

【病史简介】

患者，男，46岁，因"反复胸闷、胸痛半年，心前区疼痛8 h"入院。患者自诉半年前活动后出现胸闷、胸痛，疼痛位于胸骨正中及心前区，偶有左肩背部放射痛，每次持续5～10 min，休息后好转，未行诊治。8 h前因熬夜打麻将后，突然出现心前区剧烈压榨性疼痛，放射至左肩、背部及左上肢，有明显濒死感，并伴有出汗、心悸，无头晕、头痛，无恶心、呕吐、呼吸困难，无咳嗽、咳痰、发热，无尿频、尿急等症状。症状持续不缓解，遂至当地县医院就诊。既往有高血压病史3年余，最高血压180/110 mmHg，不规律服用"硝苯地平控释片30 mg，每天1次、培哚普利吲达帕胺片1.25 mg，每天1次"，未规律监测血压。高脂血症病史2年余，半年前最近一次体检，空腹血清中总胆固醇6.32 mmol/L，未规律服用降脂药物。否认糖尿病及冠心病病史。否认肝炎、结核等传染病病史。预防接种史不详。无药物及食物过敏史。否认手术、外伤、输血史。平日生活节奏不规律，饮食无节制。有大量吸烟史，每天20支，吸烟20余年，未戒烟。家族中无特殊遗传病史可查。

【体格检查】

体温36.5 ℃，脉搏102次/min，呼吸20次/min，血压157/92 mmHg，身高175 cm，体重85 kg。意识清楚，表情痛苦。全身皮肤黏膜未见出血点、黄染，口唇无发绀，全身浅表淋巴结未及肿大，颈静脉无怒张。胸壁皮肤无外伤或疱疹，无明显压痛，双肺呼吸音清晰，未闻及干、湿啰音及胸膜摩擦音。心界无扩大，心率102次/min，心律齐，各瓣膜听诊区未闻及病理性杂音，无心包摩擦音。腹平软，无压痛、反跳痛、肌紧张，腹壁皮肤未见异常，肝脾肋下未触及，肝颈静脉回流征（－），移动性浊音（－），肠鸣音正常。双下肢无水肿，双侧足背动脉搏动正常。四肢肌力及肌张力正常，生理反射存在，病理反射未引出。

【实验室检查】

实验室检查结果见表 5-1。

表 5-1　实验室检查结果

检查项目	结果	正常值
白细胞	7.32×10^9/L	$(4 \sim 10) \times 10^9$/L
中性粒细胞百分比	69.1%	50% ~ 75%
淋巴细胞百分比	20.7%	20% ~ 40%
红细胞	4.67×10^{12}/L	$(4.0 \sim 5.5) \times 10^{12}$/L
血小板	237×10^9/L	$(100 \sim 300) \times 10^9$/L
血红蛋白	152 g/L	120 ~ 160 g/L
钾	3.39 mmol/L	3.5 ~ 5.5 mmol/L
钠	137.96 mmol/L	135 ~ 145 mmol/L
氯	100.85 mmol/L	95 ~ 105 mmol/L
三酰甘油	2.4 mmol/L ↑	0.56 ~ 1.7 mmol/L
总胆固醇	6.5 mmol/L ↑	< 5.2 mmol/L
低密度脂蛋白胆固醇	5.8 mmol/L ↑	≤ 3.4 mmol/L
高密度脂蛋白胆固醇	1.05 mmol/L	1.03 ~ 2.07 mmol/L
肌酐	75 μmol/L	53 ~ 106 μmol/L
尿素	6.82 mmol/L	3.2 ~ 7.1 mmol/L
空腹血糖	5.8 mmol/L	3.9 ~ 6.1 mmol/L
脑利尿钠肽	10 pg/mL	< 100 pg/mL
肌红蛋白	337.32 μg/L ↑	50 ~ 85 μg/L
肌钙蛋白 I	0.407 μg/L ↑	0.02 ~ 0.13 μg/L
肌酸激酶 MB 同工酶	12.8 ng/mL ↑	0 ~ 5 ng/mL
抗凝血酶Ⅲ	91%	80% ~ 120%
纤维蛋白降解产物	1.4 μg/mL	< 5 μg/mL
D- 二聚体	0.22 mg/L	0 ~ 0.256 mg/L
丙氨酸氨基转移酶	32.14 U/L	5 ~ 40 U/L
天门冬氨酸氨基转移酶	34.80 U/L	8 ~ 40 U/L

【辅助检查】

胸部 X 线片：未见明显异常。心电图：心率 82 次 /min，窦性心律，Ⅱ、Ⅲ、aVF 导联 ST 段抬高（图 5-1）。冠状动脉造影：右冠状动脉开口正常，右冠状动脉自近端完全闭塞，TIMI 血流 0 级（图 5-2）。

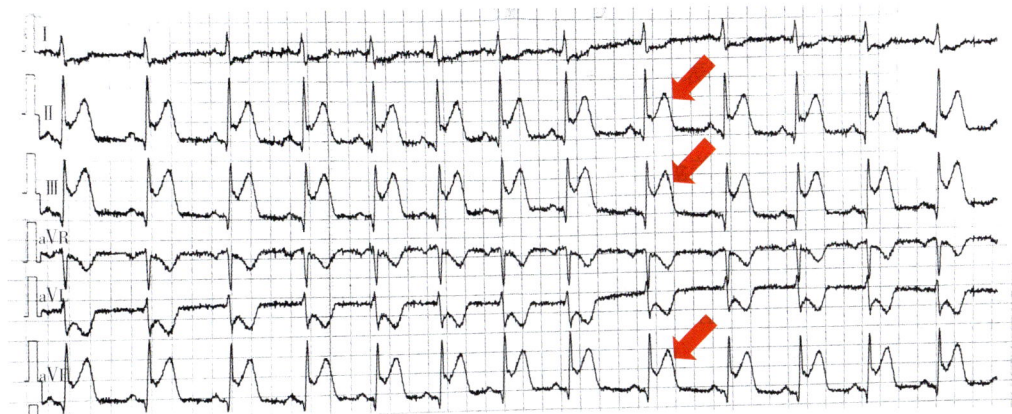

图 5-1　心电图Ⅱ、Ⅲ、aVF 导联 ST 段抬高

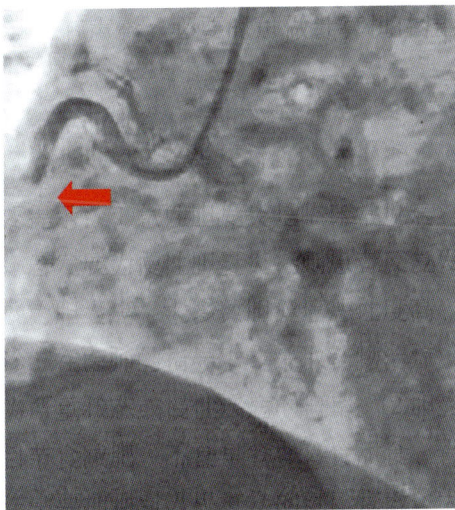

图 5-2　冠状动脉造影

右冠状动脉自近端完全闭塞，TIMI 血流 0 级

【思考题】

1. 结合患者病史及以上检查，你认为患者应考虑什么诊断？

2. 试述心电图导联与心室部位及冠状动脉供血区域的关系。

3. 试述该患者心脏可能出现的病理学变化及继发改变。

参考答案

【分析与讨论】

冠心病是因冠状动脉狭窄所致心肌缺血而引起，冠状动脉粥样硬化是冠心病最常见的原因。近年来，随着人们生活方式的改变、生活水平的提高，糖尿病、高血脂、肥胖等心血管疾病的易患因素也在迅速增加，冠心病已成为严重危害人们身体健康的最常见的一种心血管疾病，且发病年龄趋于年轻化。

引起冠状动脉粥样硬化的原因很多，最重要的危险因素包括高脂血症、高血压、吸烟、糖尿病、性别（男性比绝经期以前的女性更容易发生）、年龄、遗传、肥胖、缺乏运动等。本病例患者为有长期吸烟史的男性，肥胖，平日生活不规律，饮食无节制，既往有高血压、高脂血症病史，皆为冠状动脉粥样硬化发生的危险因素。随着冠状动脉粥样硬化斑块大小、累及范围的不断发展，血管管腔逐渐狭窄或阻塞，造成心肌缺血、缺氧，甚至坏死，可导致患者发生心绞痛及心肌梗死。心绞痛和心肌梗死是冠心病的不同表现形式，这两者既有联系又有区别，心绞痛是由于心肌急性的、暂时性缺血、缺氧所造成的一种常见的临床综合征，心肌梗死是由于冠状动脉供血中断，致供血区持续缺血而导致的较大范围的心肌坏死。心绞痛反复发作，一般最终会发展成为心肌梗死。错误地把心肌梗死当作仅是心绞痛可能会造成病情延误或错误治疗，进而对生命构成威胁，因此正确地识别心绞痛和心肌梗死很有必要，两者的主要区别见表5-2。

表 5-2　心绞痛和心肌梗死的区别

项目	心绞痛	心肌梗死
诱发因素	体力劳动或情绪激动、饱餐、寒冷等	可无明显诱因
疼痛部位	主要位于胸骨之后，可波及心前区，常可放射至左肩，左臂内侧达左手环指和小指，或至颈部、咽部和下颌部	与心绞痛部位相似，也可位于上腹部或颈背部
疼痛性质	常为压迫感、压榨感，发闷、紧缩感，也可以为烧灼感	程度更剧烈，伴有烦躁、大汗、濒死感
持续时间	较短，疼痛多在 3 ～ 5 min 内，一般不超过 15 min	较长，可持续数小时或 1 ～ 2 天
缓解方式	休息或含服硝酸酯类药物后几分钟内缓解	休息或含服硝酸酯类药物后不缓解
心电图	一般正常，发作时可出现改变（ST 段压低、T 波倒置）	持续特征性及动态性改变（ST 段抬高呈拱背向上，T 波倒置，以及宽而深的病理性 Q 波）
实验室检查	血常规及心肌坏死标志物无变化	白细胞增加，心肌坏死标志物增加

2023 年 6 月，国家心血管病中心发布《中国心血管健康与疾病报告 2023》。报告显示，心脑血管病导致的死亡占我国城乡居民总死亡原因的首位，而动脉粥样硬化被认为是诱发各种心脑血管病的主要潜在原因，是心肌梗死的根源。因此，做好动脉粥样硬化的防治是预防这些致死性疾病最关键的一步。预防动脉粥样硬化主要从以下几个方面入手：首先，是科学饮食，包括饮食宜清淡，经常吃蔬菜，限制糖、含糖饮料摄入。其次，是适当锻炼，体育活动要循序渐进，不宜勉强做剧烈活动。再次，生活规律也很重要，保持乐观、愉快的情绪，劳逸结合，睡眠充足，戒烟限酒。最后，积极控制危险因素也是预防动脉粥样硬化的关键，包括高血压、糖尿病、高脂血症、肥胖症等。珍爱生命，远离不良的生活习惯，才能有效地预防心血管疾病的发生。

【点评】

该病例带来以下几点重要提示：①区分心绞痛和心肌梗死的关键在于是否存在心肌坏死的迹象，医师应提高对该病的认识水平并掌握相应的诊断技术，对怀疑心绞痛或心肌梗死的患者及时进行专业的评估和诊断，以便尽早采取适当的急救和治疗措施，保护患者的心脏和生命。②引起患者冠状动脉粥样硬化常见的原因是不良的生活习惯（如吸烟、高脂饮食）、高血压、糖尿病等，这些危险因素长期作用于冠状动脉就会造成损伤，形成动脉粥样硬化，因此应充分认识到预防动脉粥样硬化发生对预防冠心病的发生具有重要的意义。

（李晓雪　李　琳）

案例 2

【病史简介】

患者，男，57 岁，因"活动后胸闷、气促 10 余年，加重 1 周"入院。患者 10 年前体力活动及负重时感到胸闷、气促，休息后可缓解，未予诊治。1 周前症状明显加重，轻微活动即感到胸闷、气促，伴心悸，夜间不能平卧，需高枕卧位，伴少尿、双下肢水肿、腹胀、食欲下降。无胸痛、咯血，无头晕、头痛、黑便，无畏寒、发热，无咳嗽、咳痰，无皮肤瘙痒、皮疹等症状。既往有风湿性关节炎病史 20 余年，平时服中药治疗（具体不详）。否认高血压、冠心病及糖尿病病史。否认肝炎、结核等传染病病史。预防接种史不详。无药物及食物过敏史。否认手术、外伤、输血史。无烟酒嗜好。家族中无特殊遗传病史可查。

【体格检查】

体温 36.4℃，脉搏 99 次 /min，血压 120/80 mmHg，呼吸 20 次 /min。意识清楚，对答切题，一般情况欠佳，半卧位，颜面部无水肿，皮肤、黏膜未见出血点和皮疹，巩膜无黄染，口唇轻度发绀，浅表淋巴结未触及，咽部黏膜正常，扁桃体无肿大。气管居中，甲状腺无肿大，颈静脉充盈。两肺叩诊清音，双下肺可闻及细湿啰音，无胸膜摩擦音。叩诊心界向两侧扩大，心尖冲动位于第 6 肋间隙左锁骨中线外 2 cm，心率 99 次 /min，心律齐，肺动脉瓣区第二心音（P2）大于主动脉瓣区第二心音（A2），心尖区可闻 3/6 级收缩期吹风样杂音，无传导，其余瓣膜听诊区未闻及病理性杂音。腹稍膨隆，右上腹轻压痛，无反跳痛及肌紧张，肝肋下 8 cm、剑突下 10 cm，肝颈静脉回流征阳性，脾未触及，移动性浊音（﹣），肠鸣音 3~4 次 /min。双下肢膝关节以下凹陷性水肿。生理反射存在，病理反射未引出。

【实验室检查】

实验室检查结果见表 5-3。

【辅助检查】

心电图示：窦性心动过速，心率 112 次 /min，QRS 波群电压增高，电轴左偏。胸部 X 线片：左心房、左心室增大，右心室增大。超声心动图：左心房、左心室及右心室扩大，室间隔增厚，二尖瓣中 - 重度反流，左室射血分数 26%，左心室舒张功能下降（图 5-3）。

表 5-3　实验室检查结果

检查项目	结果	正常值
白细胞	9.26×10^9/L	（4~10）$\times 10^9$/L
中性粒细胞	63.20%	50%~75%
淋巴细胞	29.3%	20%~40%
红细胞	4.52×10^{12}/L	（4.0~5.5）$\times 10^{12}$/L
血小板	191×10^9/L	（100~300）$\times 10^9$/L
血红蛋白	134 g/L	120~160 g/L
空腹血糖	5.9 mmol/L	3.9~6.1 mmol/L
总胆固醇	3.5 mmol/L	< 5.20 mmol/L
三酰甘油	1.10 mmol/L	1.70~2.30 mmol/L
高密度脂蛋白胆固醇	0.67 mmol/L	> 1.04 mmol/L

续表

检查项目	结果	正常值
低密度脂蛋白胆固醇	1.2 mmol/L	≤ 3.4 mmol/L
肌酸激酶 MB 同工酶	2.5 ng/mL	0 ~ 5 ng/mL
肌红蛋白	56 μg/L	50 ~ 85 μg/L
肌钙蛋白	0.06 μg/mL	0.02 ~ 0.13 μg/L
丙氨酸氨基转移酶	95 U/L ↑	5 ~ 40 U/L
天门冬氨酸氨基转移酶	67 U/L ↑	8 ~ 40 U/L
脑利尿钠肽	4589.59 pg/mL ↑	< 100 pg/mL
尿素氮	7.21 mmol/L ↑	3.2 ~ 7.1 mmol/L
肌酐	155.8 μmol/L ↑	53 ~ 106 μmol/L

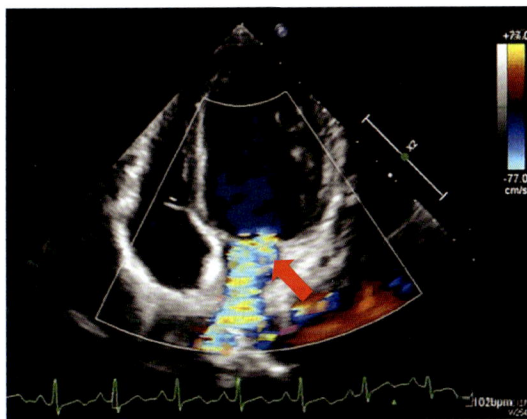

图 5-3 超声心动图

二尖瓣中 - 重度反流

【思考题】

1. 结合患者病史及以上检查，你认为患者应考虑什么诊断？诊断依据是什么？

2. 试解释风湿性心脏瓣膜病发生、发展的病理过程。

3. 风湿性心内膜炎与其他类型的心内膜炎如何区别？

参考答案

【分析与讨论】

风湿病是一种与 A 群乙型溶血性链球菌感染有关的变态反应性疾病，病变最常累及心脏、关节和血管等处，以心脏病变最为严重，常形成特征性风湿肉芽肿即 Aschoff 小体。本病多发生于冬春阴雨季节，潮湿和寒冷是重要诱因。好发年龄为 5 ~ 15

岁，以 6~9 岁为发病高峰，男女患病率无差别。

风湿病引起的心脏病变可以表现为风湿性心内膜炎、风湿性心肌炎和风湿性心外膜炎。风湿性心内膜炎病变主要侵犯心瓣膜，其中二尖瓣最常受累，其次为二尖瓣和主动脉瓣同时受累，主动脉瓣、三尖瓣和肺动脉瓣极少受累，可导致心脏瓣膜口狭窄或关闭不全，由于心瓣膜在病变过程中发生形态的改变继而导致心脏内血流动力学和容量负荷的改变。在早期病变过程中，心脏的代偿能力使心功能在很长的时间内维持在正常范围内，一旦心脏不能代偿，就会发生心功能受损，心力衰竭也随之发生（图 5-4）。

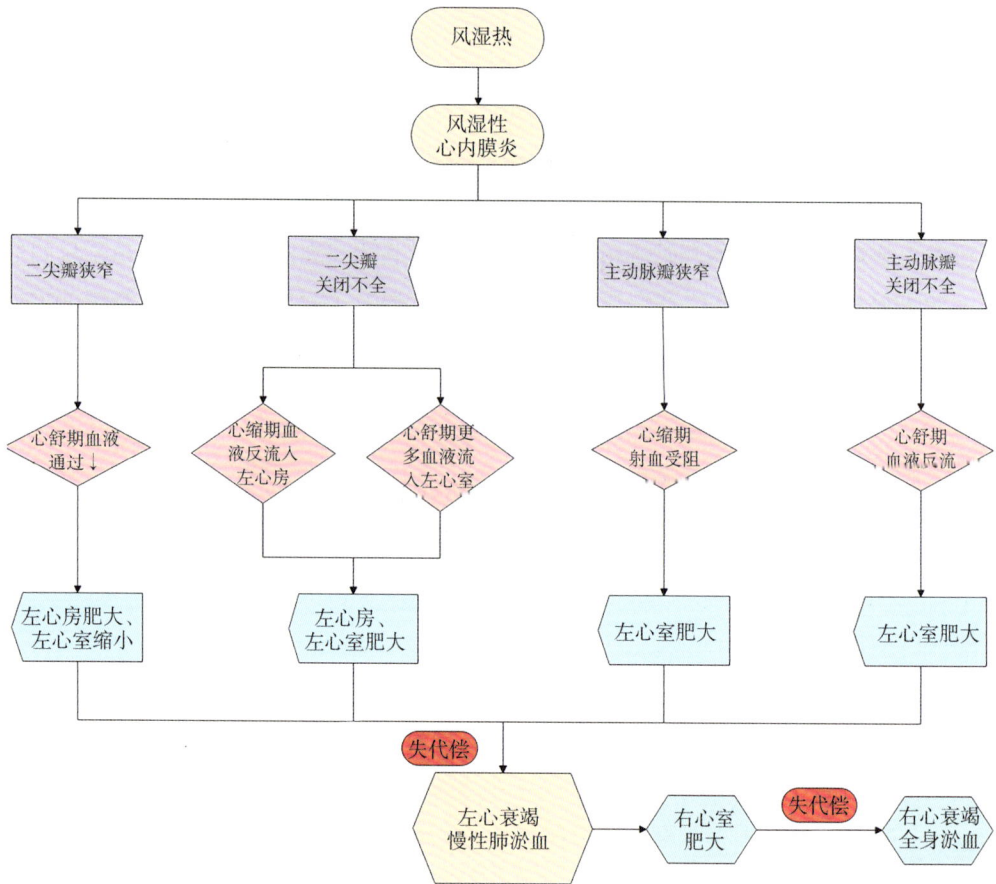

图 5-4　风湿性心内膜炎患者瓣膜病变及血液动力学改变

本病例患者 20 年前患风湿性关节炎时可能累及心内膜发生风湿心内膜炎，20年来风湿病的反复发作，致二尖瓣瓣膜硬化、变形，瓣叶卷曲缩短，引起二尖瓣关闭不全，导致心脏功能异常，并逐渐出现左心衰竭和右心衰竭。轻度二尖瓣关闭不全者可以持续终身没有症状，随着病情发展，程度较重的二尖瓣关闭不全患者，由于心排血量减少，可表现为疲乏无力，活动耐力下降。同时，肺静脉淤血导致程度不等的呼吸困难，包括劳力性呼吸困难、夜间阵发性呼吸困难及端坐呼吸等。发展至晚期则出现右心衰竭的表现，包括腹胀、食欲缺乏、肝脏淤血肿大、水肿及胸、腹腔积液等。风湿性心脏瓣膜病的诊断要点主要包括以下几个方面。①临床表现：如患者可能出现活动后心悸、气促、乏力、头晕等症状；②体格检查：医师可能会听到患者心脏瓣膜区有杂音；③辅助检查：如 X 线检查、心电图、超声心动图等，这些检查可以帮助医师判断心脏瓣膜的结构和功能是否异常。

风湿性心脏瓣膜病的治疗方法包括药物治疗、手术治疗等，轻度患者可能只需要药物治疗，包括抗生素抗感染、糖皮质激素抗炎和一些对症治疗，而重度患者可能需要手术治疗，手术治疗包括瓣膜修复手术和人工瓣膜置换术。治疗方式的选择取决于疾病的严重程度和症状，医师需要结合临床症状、体格检查、辅助检查结果以及患者的整体状况进行综合评估，充分了解患者的病情，制订个性化的治疗方案。

1990—2019 年，中国及全球风湿性心脏病的发病率及死亡率均有所下降，但总体来看该疾病的死亡负担和伤残负担依然居高不下，因此预防风湿性心脏病的发生尤为重要。建议人们保持健康的生活方式，加强体育锻炼，提高免疫力，摄入均衡营养避免营养不良，避免疲劳，保持干净卫生的居住环境，加强保温，防止寒湿等，可以降低链球菌感染的发生率，也是预防风湿性心脏病的关键。对于已经诊断为风湿病或风湿性心脏病的患者，应积极配合医师的治疗建议，定期进行复查和随访，以延缓病情进展并延长寿命。

【点评】

该病例带来以下几点重要提示：①风湿性心脏瓣膜病在初期可能无明显症状，或者症状轻微易被忽视，医师需要仔细询问病史，进行详细的体格检查，并结合辅助检查如 X 线检查、心电图、超声心动图等进行诊断。②风湿性心脏瓣膜病如果不能及时治疗或者到了晚期，病情较严重者则可能引起心力衰竭，因此为了患者的生命健康需要早发现、早治疗，医务人员应加强风湿病防治知识的宣传和教育，提高人们就医意识，定期进行体检，及时发现并治疗，从而有效地降低风湿性心脏瓣膜病的风险，提高生活质量。

（李晓雪　李　琳）

案例 3

[Abstract]

A 47-year-old man was admitted to the hospital for light headedness for 2 weeks. The patient suffered from light headedness for 2 weeks, accompanied by dizziness and fatigue, which often occurred when he was tired from the work. His blood pressure fluctuated between 160-180/90-100 mmHg when he was suffering from the symptoms, and he felt better when blood pressure returned to normal. Recently, his sleep had become more irregular. He was irritable and inactive. The patient had a history of hyperlipidemia for 2 years. He preferred a diet high in salt and fat. He smoked 2 packs of cigarettes per day for the past 15 years. His father had hypertension diagnosed at 55 years old.

[Physical examination]

The patient's body temperature was 36.8 ℃, pulse rate was 102 beats/minute, blood pressure was 168/98 mmHg, respiratory rate was 20 breaths/minute, body mass index was 27 kg/m². Cardiac examination revealed no murmur and lung fields were bilaterally clear in auscultation. His abdomen was soft and non-tender with normal bowel sounds. No masses or organ enlargement were detected. No peripheral edema was noted. The neurological examination results were unremarkable.

[Laboratory tests]

The laboratory test results are shown in table 5-4.

Table 5-4　The laboratory test results

Items of examination	Measure value	Normal range
White blood cell	$8.2 \times 10^9/L$	$(4 \sim 10) \times 10^9/L$
Red blood cell	$4.5 \times 10^{12}/L$	$(4 \sim 5.5) \times 10^{12}/L$
Creatinine	66 μmol/L	$53 \sim 106$ μmol/L
Blood urea nitrogen	4.75 mmol/L	$3.2 \sim 7.1$ mmol/L
Alanine aminotransferase	25 U/L	$5 \sim 40$ U/L
Aspartate aminotransferase	34 U/L	$8 \sim 40$ U/L

Items of examination	Measure value	Normal range
Total cholesterol	6.5 mmol/L ↑	< 5.2 mmol/L
Triglyceride	2.27 mmol/L ↑	0.56 ~ 1.70 mmol/L
High density lipoprotein	2.39 mmol/L	< 3.37 mmol/L
Low density lipoprotein	4.39 mmol/L ↑	0.25 ~ 1.71 mmol/L

[Auxiliary inspection]

Ambulatory blood pressure monitoring (ABPM): During 24 hours, the maximum systolic pressure was 166 mmHg, maximum diastolic pressure was 103 mmHg, and most of the data showed high blood pressure during ABPM. Electrocardiogram showed sinus rhythm. No remarkable changes were noted (Figure 5-5). Echocardiogram demonstrated left ventricular wall thickening (Figure 5-6).

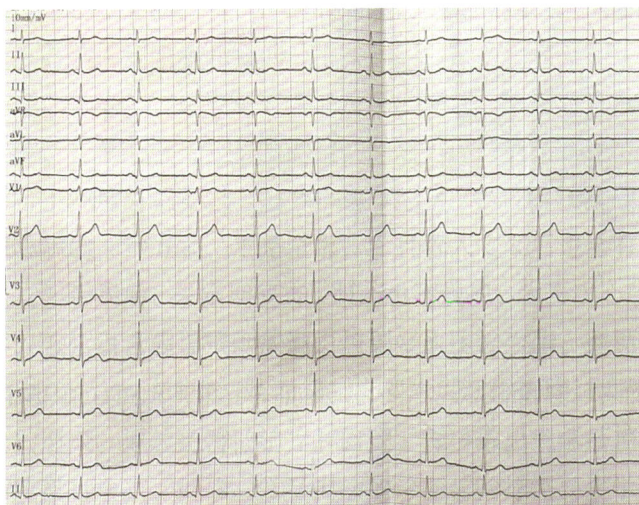

Figure 5-5　Electrocardiogram showed sinus rhythm

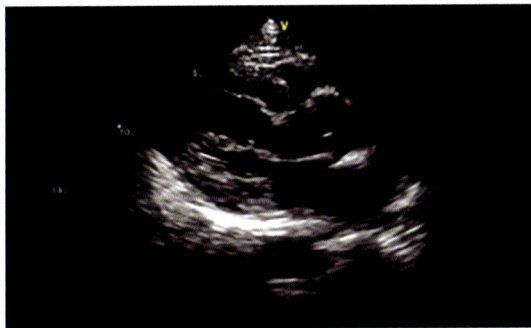

Figure 5-6　Echocardiogram demonstrated left ventricular wall thickening

[Clinical diagnosis]

Hypertension.

[Treatment]

The management plan included optimization of antihypertensive therapy with a combination of ACE inhibitors and calcium channel blockers to achieve target blood pressure goals (< 140/90 mmHg). Lifestyle modifications focusing on weight reduction, sodium restriction, and regular aerobic exercise were emphasized. Regular follow-up with echocardiography and electrocardiogram monitoring was recommended to assess response to therapy and to detect any progression of cardiac remodeling.

Questions

1. Combined with the patient's medical history and the results of investigations, what diagnosis do you think is appropriate for the patient?

2. Can you distinguish primary hypertension and secondary hypertension?

3. What is the pathological process underlying the cardiac changes in patient with hypertension?

参考答案

（李晓雪　张　莹）

参考文献

［1］步宏，李一雷．病理学 [M]．9 版．北京：人民卫生出版社，2018.

［2］葛均波，徐永健，王辰．内科学 [M]．9 版．北京：人民卫生出版社，2018.

［3］郭春华，赵淑兰，周秋杰，等．老年急性 ST 段抬高型心肌梗死患者左心室血栓形成的发生率、预测因素、治疗策略和预后研究 [J]．中国心血管杂志，2022，27(1):38-42.

［4］万学红，卢雪峰．诊断学 [M]．9 版．北京：人民卫生出版社，2018

［5］尹光娇，祖木热提古丽·牙克甫，王紫薇，等．1990—2019 年中国与全球风湿性心脏病疾病负担分析 [J]．武汉大学学报 (医学版)，2023，44(7):841-847.

［6］《中国心血管健康与疾病报告 2022》编写组 .《中国心血管健康与疾病报告 2022》要点解读 [J]. 中国心血管杂志，2023，28(4):297-312.

［7］ARNETT, D K. 2019 ACC/AHA guideline on the primary prevention of cardiovascular disease: a report of the American College of Cardiology/American Heart Association Task Force on Clinical Practice Guidelines[J]. Circulation, 2019, 140: e596–e646.

［8］KUMAR V, ASTER J, ABBAS A. Robbins basic pathology (10th version) [M]. Elsevier Publisher, 2017.

第六章

呼吸系统疾病

案例 1

【病史简介】

患者，男，63岁，因"反复咳嗽、咳痰10余年，活动后气促2年，再发1周"入院。患者10余年前因受凉或劳累后易反复出现咳嗽、咳痰，秋冬季好发，每次发病持续3个月，痰呈白色黏痰或黄白黏痰，经"抗生素、止咳、化痰治疗"好转（具体不详）。无长期低热，盗汗、消瘦、纳差，无胸痛、咯血，无喘息及气促，无胸闷及心悸。2年前出现活动后气促，休息后可缓解，活动耐力下降。无夜间阵发性呼吸困难、咳粉红色泡沫痰、双下肢水肿，无咯血，未予系统诊治。1周前患者淋雨后再次出现咳嗽、咳痰，痰量多，为黄白黏痰，不易咳出，伴喘息加重。无发热、胸痛、咯血。自行服用中药无好转（具体不详），为进一步诊治，今来我院就诊，收住院。自起病以来，精神、睡眠、饮食尚可，大便、小便正常，体重无明显变化。既往有高脂血症病史5年，未进行系统治疗。否认高血压病、糖尿病、冠心病病史。否认肝炎、结核、伤寒等传染病病史。预防接种史不详。无药物及食物过敏史。否认手术、外伤、输血史。吸烟30余年，每日吸烟10~20支，现戒烟2个月余。否认工业毒物及放射性物质接触史。家族中无特殊遗传病史可查。

【体格检查】

体温36.3 ℃，脉搏95次/min，血压130/75 mmHg，呼吸28次/min。一般情况可，意识清楚，步入病房。全身浅表淋巴结未触及肿大。口唇稍发绀，咽无充血，扁桃体无肿大，颈静脉无怒张，气管居中。桶状胸，双侧肋间隙增宽，双侧呼吸动度及语音震颤减弱，未触及胸膜摩擦感；双肺叩诊呈过清音，双肺下界位于锁骨中线、腋中线、肩胛线第 7/9/11 肋间，双肺下界移动度为 4 cm。心浊音界缩小，心率 95 次 /min，心律齐，肺动脉瓣区第二心音增强，各瓣膜听诊区未闻及杂音，无心包摩擦音。双肺呼吸音减弱，双下肺可闻及少许湿啰音，未闻及干啰音及胸膜摩擦音。腹软，无压痛、反跳痛，无肌紧张，肝上界位于右锁骨中线第 6 肋间，右肋缘下 1.5 cm 可触及肝脏，质软，表面光滑，无压痛，未触及包块，肝颈静脉回流征（－），脾肋下未触及，移动性浊音（－），肠鸣音正常。双下肢无水肿。四肢肌力及肌张力正常，生理反射存在，病理反射未引出。

【实验室检查】

实验室检查结果见表 6-1。

表 6-1　实验室检查结果

检查项目	结果	正常值
白细胞	$11.29 \times 10^9/L$ ↑	（$4 \sim 10$）$\times 10^9/L$
中性粒细胞	78.0% ↑	50% ~ 75%
淋巴细胞	19.0% ↓	20% ~ 40%
红细胞	$4.25 \times 10^{12}/L$	（$4.0 \sim 5.5$）$\times 10^{12}/L$
血小板	$235 \times 10^9/L$	（$100 \sim 300$）$\times 10^9/L$
血红蛋白	153 g/L	120 ~ 160 g/L
红细胞沉降率	4 mm/h	0 ~ 15 mm/h
三酰甘油	1.94 mmol/L ↑	0.56 ~ 1.70 mmol/L
总胆固醇	6.11 mmol/L ↑	< 5.20 mmol/L
高密度脂蛋白胆固醇	0.87 mmol/L ↓	1.03 ~ 2.07 mmol/L
白蛋白	43.4 g/L	40 ~ 55 g/L
肌酐	64 μmol/L	53 ~ 106 μmol/L
空腹血糖	4.47 mmol/L	3.9 ~ 6.1 mmol/L
钾	3.78 mmol/L	3.5 ~ 5.5 mmol/L
C 反应蛋白	0.9 mg/L	< 8 mg/L
血气分析		
pH	7.36	7.35 ~ 7.45
动脉血氧分压	95.0 mmHg	95 ~ 100 mmHg
动脉二氧化碳分压	38.9 mmHg	35 ~ 45 mmHg
动脉血氧饱和度	92% ↓	95% ~ 98%
肺泡 - 动脉氧分压差	26.2 mmHg ↑	15 ~ 20 mmHg

续表

检查项目	结果	正常值
痰液涂片		
抗酸杆菌	阴性	阴性

【辅助检查】

心电图检查：窦性心律。肺功能检查：轻度阻塞性肺通气功能障碍；最大呼气流量（MEF）25、MEF50、MEF75下降，通气储备功能正常，最大通气量（MVV）86%，第1秒用力呼气量（FEV_1）/用力肺活量（FVC）75%，气道阻力轻度增加。支气管舒张试验：阴性。气管镜检查：双侧支气管炎症性改变。胸部X线片：肺野透亮度增高，双肺纹理增多增粗、紊乱，边缘模糊（图6-1）。胸部CT：肺透亮度增高，双肺上、下叶各段支气管壁增厚，双肺背侧胸膜下肺泡融合形成肺大疱（图6-2）。

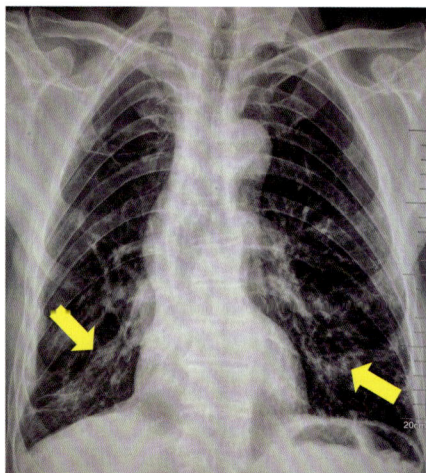

图6-1　X线影像

肺野透亮度增高，双肺纹理增多增粗、紊乱，边缘模糊

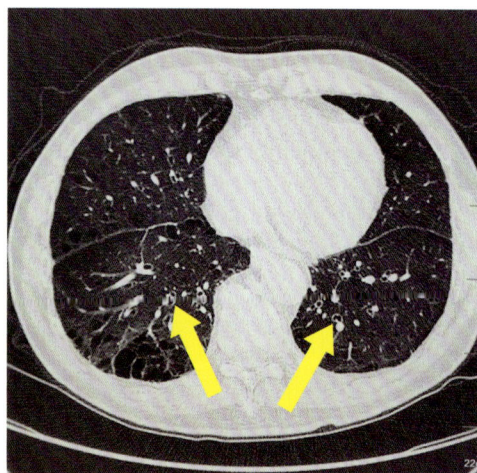

图6-2　CT影像

支气管壁增厚（黄箭头），背侧胸膜下肺泡融合形成肺大疱（红箭头）

【思考题】

1. 结合患者病史及以上检查，你认为患者的诊断可考虑什么？

2. 咳嗽的常见原因有哪些？试解释该患者咳嗽、咳痰等临床表现产生的病理基础。

3. 该患者病变进一步发展可导致什么后果？

参考答案

【分析与讨论】

慢性支气管炎是发生于气管、支气管黏膜及其周围组织的慢性非特异性炎症疾病，是一种常见病、多发病，中老年人群中发病率达 15%~20%。其是多种因素长期综合作用所致，主要因素如下。①感染：呼吸道反复病毒、细菌等的感染可造成气管、支气管黏膜的损伤和慢性炎症，是导致慢性支气管炎病变发展和疾病加重的重要原因之一。②吸烟：慢性支气管炎与吸烟密切相关。吸烟者比不吸烟者的患病率高 2~10 倍，戒烟可使病情减轻。烟草中的有害物质可损伤呼吸道黏膜，降低防御力，刺激小气道产生痉挛，增加气道阻力。③其他因素：长期接触工业粉尘、大气污染和过敏因素也常是引起慢性支气管炎的原因，而机体抵抗力降低，呼吸系统防御功能受损则是发病的内在因素。

慢性支气管炎患者的主要临床特征为反复发作的咳嗽、咳痰或伴有喘息，且症状每年至少持续 3 个月，连续 2 年以上，并排除具有咳嗽、咳痰、喘息症状的其他疾病。慢性支气管炎反复发作，病情持续多年，患者常并发肺气肿和慢性肺源性心脏病。慢性支气管炎早期，病变常限于较大的支气管，随病情进展可逐渐累及较小的支气管和细支气管。慢性支气管炎并发阻塞性肺气肿，患者可伴有轻重程度不等的气促，先有劳动或活动后气喘，严重时在日常活动甚至休息时也感到气促，生活难以自理。随着病变进一步发展，肺毛细血管床减少，小血管纤维化、闭塞，使肺循环阻力增加；同时由于通气障碍，以及肺气血屏障的破坏，引起肺小动脉痉挛，更增大了肺循环阻力而使肺动脉压升高，最终导致右心肥大、扩张，发生慢性肺源性心脏病。肺源性心脏病的患者除原有肺疾病的症状和体征外，逐渐出现呼吸衰竭和右心衰竭的临床表现，主要有心悸、肝脾大、下肢水肿等；若继发肺部感染者，可并发酸中毒和肺性脑病，出现头痛、烦躁不安、嗜睡，甚至昏迷等症状。

慢性支气管炎需与下列疾病相鉴别。①支气管哮喘：支气管哮喘是由于过敏反应或其他因素引起支气管可逆性、发作性痉挛为主要特征的疾病。肉眼观：肺过度膨胀，柔软疏松，支气管管腔内含有黏液栓。镜下可见支气管黏膜上皮杯状细胞增多，黏液腺增生，黏膜的基底膜增厚并发生玻璃样变，管壁平滑肌增生肥大，黏膜下及肥厚的肌层内以嗜酸性粒细胞浸润为主，黏液栓中常可见尖棱状的嗜酸性粒细胞崩解产物——夏科 - 莱登（Charcot-Leyden）晶体。且患者大多具有特异性变态反应体质，多为儿童或青年期起病，一般无慢性咳嗽、咳痰的病史，表现为反复发作的伴有哮鸣音的呼气性呼吸困难、咳嗽或胸闷等症状，缓解后可无症状。严重病例常合并慢性支气管炎，并导致肺气肿和慢性肺源性心脏病。②支气管扩张：支气管扩张多发生于一个肺段，也可在双侧多个肺段发生。病变支气管可呈圆柱状或囊状扩张，累及多者时肺呈蜂窝状。镜下可见支气管壁呈慢性炎症改变并有不同程度的组织破坏。因支气管长期扩张合并感染，患者常表现为反复咳嗽、咳大量脓痰，由于管壁遭破坏可咯血。X线检查常见下肺纹理粗乱，呈卷发状。支气管碘油造影或CT可以鉴别。③硅肺及其他尘肺：患者有粉尘和职业接触史，共同特点为肺弥漫性纤维化。硅肺时还可有硅结节形成。X线检查可见硅结节，肺门阴影扩大、胸膜增厚及网状纹理增多等。④肺癌：患者年龄＞40岁，特别是长期吸烟者，若出现咳嗽、气急、痰中带血、胸痛或刺激性咳嗽、干咳无痰等症状应注意肺癌可能。经X线或CT检查、痰液细胞学检查、肺纤维支气管镜检查及病理活体组织检查等一般可明确诊断。⑤肺结核：病变特征主要为结核结节和干酪样坏死。患者多有发热、乏力、盗汗、消瘦等症状，经X线检查和痰液结核杆菌检查可以明确诊断。

【点评】

该病例带来以下几点重要提示：①慢性支气管炎若无并发症，预后良好；但如果病因持续存在，反复发作，则可并发阻塞性肺气肿、肺源性心脏病等，导致生活质量下降，甚至危及生命。②防治结合，重在预防。针对慢性支气管炎的病因、病期和反复发作的特点，需采取防治结合的综合措施。治疗主要以控制感染、祛痰、镇咳，解痉平喘（伴发喘息时）为主。为了避免反复发作出现并发症，预防更为关键。"每个人都是自己健康的第一责任人"，预防是既经济又有效的健康策略，人人都需要通过健康的生活方式预防疾病，提高生活质量。慢性支气管炎患者首先要戒烟。吸烟是不良的生活习惯，与慢性支气管炎的发生密切相关；一方面，患者应主动戒烟；另一方面，在诊疗过程中，医师应注意宣传、教育患者自觉戒烟，避免和减少诱发因素。此外，患者还应注意加强锻炼，增强体质，提高机体抵抗力，避免受凉，预防感冒；改善环境卫生，做好个人劳动防护，消除及避免粉尘、烟雾、刺激性气体对呼吸道的影响。通过医患双方的共同配合，避免慢性支气管炎的反复发作，降低并发症的发生率。

（何建林　何　滨　杨志鸿）

案例 2

【病史简介】

患者，女，67 岁，因"咳嗽 1 年，咯血 1 周"入院。患者近 1 年来无明显诱因出现轻度、阵发性、刺激性干咳，无胸痛、胸闷、发热、盗汗，当地"抗感染治疗"无明显缓解（具体不详）。1 周前患者出现咯血，为痰中带血丝，每天 3～4 次，无喘息、气促及呼吸困难，无面色紫绀，为求进一步治疗来诊。否认高血压、糖尿病等病史，否认病毒性肝炎、肺结核等传染病病史，预防接种史不详。无吸烟史、药物及其他过敏史。家族中无特殊遗传病史可查。

【体格检查】

体温 36.4 ℃，脉搏 64 次 /min，呼吸 20 次 /min，血压 131/73 mmHg。发育正常，营养良好，体型正常，自主体位，表情自如，正常面容，意识清楚，步态正常，语言清晰，体格检查合作。无鼻翼扇动，口唇无发绀，颈静脉无怒张，气管居中，浅表淋巴结未触及增大。胸廓对称、无畸形，胸骨无叩痛。呼吸运动正常，肋间隙无增宽 / 变窄，呼吸规整，语音震颤无增强 / 减弱，无胸膜摩擦感。双肺叩诊呈清音，呼吸音清晰，未闻及干、湿啰音及胸膜摩擦音。心率 64 次 /min，心律齐，各瓣膜听诊区未闻及病理性杂音，无心包摩擦音。腹软，无压痛、反跳痛，无肌紧张，肝脾肋下未触及，肝颈静脉回流征（－），腹部移动性浊音（－），肠鸣音正常。双下肢无水肿。生理反射存在，病理反射未引出。

【实验室检查】

实验室检查结果见表 6-2。

表 6-2　实验室检查结果

检查项目	结果	正常值
白细胞	5.47×10^9/L	（4～10）× 10^9/L
中性粒细胞	72.8%	50%～75%
淋巴细胞	24.8%	20%～40%
红细胞	3.44×10^{12}/L ↓	（4.0～5.5）× 10^{12}/L
血小板	227×10^9/L	（100～300）× 10^9/L
血红蛋白	98 g/L ↓	120～160 g/L

续表

检查项目	结果	正常值
丙氨酸氨基转移酶	12 U/L	5 ~ 40 U/L
天门冬氨酸氨基转移酶	18 U/L	8 ~ 40 U/L
尿素氮	3.65 mmol/L	3.2 ~ 7.1 mmol/L
癌抗原 153	9.7 U/mL	0 ~ 35 U/mL
癌胚抗原	25 μg/L ↑	< 5 μg/L
CYFRA 21-1	3.0 ng/mL	0 ~ 3.3 ng/mL
癌抗原 125	42.91 U/mL ↑	0 ~ 35 U/mL

【辅助检查】

胸部 CT：左肺下叶前内基底段结节，大小约 2.0 cm × 1.6 cm，形态不规则，边缘模糊，增强后不均匀轻度强化；病灶处见支气管截断并远端阻塞性肺气肿形成，邻近胸膜牵拉（图 6-3）。

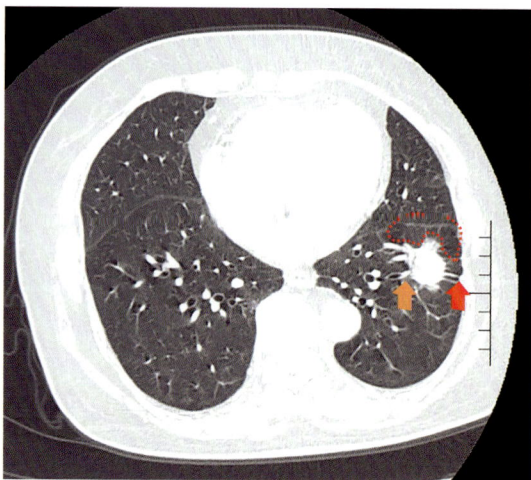

图 6-3　CT 影像

左肺下叶前内基底段结节，边缘模糊，支气管截断（黄色箭头）并远端阻塞性肺气肿形成（虚线范围），邻近胸膜牵拉（红色箭头）

术后病理检查：苏木精-伊红（HE）染色示肿瘤细胞贴壁样生长，细胞异型性明显，肺泡间隔显著增厚和纤维化（图 6-4）。免疫组织化学染色示 TTF-1（+），Napsin A（+），CK7（+），p63（-），p40（-），CK5/6（-），Syn（-），CgA（-），CD56（-），Ki-67（+,30%）（图 6-5、图 6-6）。

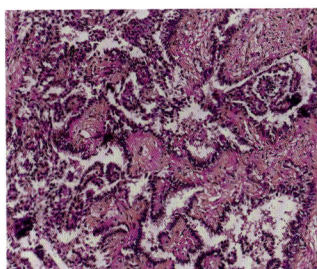

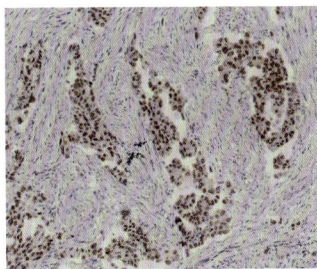

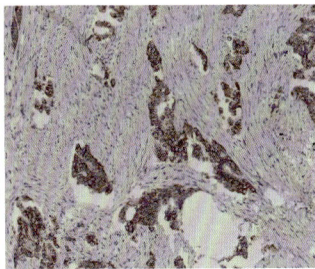

图 6-4　HE 染色

图 6-5　免疫组织化学染色

图 6-6　免疫组织化学染色

肿瘤细胞贴壁样生长，细胞异型性明显，肺泡间隔显著增厚和纤维化

TTF-1 阳性表达

Napsin A 阳性表达

【思考题】

参考答案

1. 结合患者病史及以上检查，你认为该患者应考虑什么诊断？并阐述诊断依据。

2. 该病变发生扩散，请问有哪些可能的途径？

【分析与讨论】

肺癌是起源于气管、支气管黏膜或腺体的最常见的肺部原发性恶性肿瘤，其发病率和死亡率均居恶性肿瘤首位。90% 以上患者发病年龄超过 40 岁。近年来女性患者不断增多，男女患者比例已由 4 : 1 上升到 1.5 : 1。肺癌的病因学研究表明大量吸烟是导致肺癌主要原因之一，其他还有空气污染、职业致癌因素、分子遗传学改变等因素。早期肺癌多无明显症状，随着病情进展，患者可能出现慢性咳嗽、胸痛、气短、咯血等症状。临床上多数患者出现症状就诊时已属晚期，晚期肺癌患者整体 5 年生存率在 20% 左右。

肺癌的诊断离不开病理这个金标准，对于肺癌病理学诊断需要形态学和免疫组织化学综合判断。免疫组织化学是病理诊断中一种常用的检测手段，是应用免疫学基本原理—抗原抗体反应，即抗原与抗体特异性结合的原理，通过化学反应使标记抗体的显色剂显色确定组织细胞内抗原，对其进行定位、定性及定量的研究。对于病理诊断中肿瘤的鉴别诊断、肺癌类型的判断，甚至对肺癌后续治疗都是十分有帮助的。与肺癌类型相关的常用指标如下。

① 腺癌：Napsin A、TTF-1、CK7。70% ~ 90% 的肺腺癌表达 Napsin A，70% ~ 80% 的肺腺癌表达 TTF-1。CK7 在肺腺癌的阳性率近 100%，敏感性高，但其特异性较低，30% ~ 40% 的肺鳞癌阳性，也表达于乳腺、胃、卵巢、胰腺、子宫、尿道上皮

等部位发生的腺癌，需与 Napsin A、TTF-1 联合应用。

②鳞癌：P63、P40、CK5/6。P63、P40 是肺鳞癌最常用标志物，90% 以上的肺鳞癌患者 P63 和 P40 呈阳性表达，两者敏感性相似，但 P40 特异性高于 P63。75%～100% 的肺鳞癌表达 CK5/6，CK5/6 敏感性高，但在 P63 不表达情况下，单一 CK5/6 阳性不足以支持鳞癌诊断。

③神经内分泌癌：CgA、Syn、CD56。CgA、Syn 和 CD56 是最常用的神经内分泌标志物组合，其中 CgA 特异性最强，CD56 最为敏感但缺乏特异性。Ki-67 是与细胞增殖有关的抗原，其阳性率越高，肿瘤生长越快，组织分化越差，对化疗也越敏感。例如小细胞肺癌 Ki-67 通常表达为 80%～100%。Ki-67 有助于鉴别不同类型的神经内分泌瘤。

此外，选择免疫治疗者，应进行程序性死亡配体 1 免疫组织化学检测。

【点评】

该病例带来以下几点重要提示：①肺癌患者预后大多不良，早发现、早诊断、早治疗对于提高肺癌治愈率和生存率至关重要，40 岁以上患者，若出现咳嗽、气急、痰中带血、胸痛或刺激性咳嗽、干咳无痰等症状应高度警惕并及时进行检查，以期早期发现，提高治疗效果。②肺癌起病隐匿，临床症状缺乏特异性，绝大多数肺癌的早期临床表现为肺结节，因此早期发现并识别恶性肺结节患者是降低肺癌死亡风险的重要预防措施。

（奎　翔）

案例 3

[Abstract]

A 61-year-old woman was admitted to the hospital with a 4-month history of cough and sputum production, and a 3-day history of hemoptysis.

The patient had a history of chronic bronchitis for many years, relapsing every autumn-winter season, with each episode lasting for variable durations and resolving with self-medication. She developed a cough, expectoration, and white phlegm 4 months ago without clear precipitating factors. Due to her medical history of chronic bronchitis, it was not taken seriously initially. Three days prior to admission, the patient had hemoptysis with white sputum.

[Physical examination]

The patient's body temperature was 36.8 ℃, pulse rate was 62 beats/minute, respiratory rate was 20 breaths/minute, blood pressure was 130/80 mmHg. The patient's general condition was fair. Coarse breath sounds were heard bilaterally on auscultation. There were decreased breath sounds over the left lower lung, along with minimal audible wet rales.

[Laboratory tests]

The laboratory test results are shown in table 6-3.

Table 6-3　The laboratory test results

Items of examination	Measure value	Normal range
White blood cell	8.4×10^9/L	（4 ~ 10）$\times 10^9$/L
Red blood cell	5.1×10^{12}/L	（4 ~ 5.5）$\times 10^{12}$/L
Neutrophil	70%	50% ~ 75%
Monocyte	5.9%	3% ~ 8%
Lymphocytes	23%	20% ~ 40%
Uric acid	473 μmol/L ↑	89 ~ 357 μmol/L
Carcinoembryonic antigen	9.54 μg/L ↑	< 5 μg/L
Carbohydrate antigen 199 (CA199)	27.35 U/mL ↑	0 ~ 27 U/mL

[Auxiliary examination]

Chest CT showed a mass under the pleura of the left lower lobe posterior segment （Figure 6-7）.

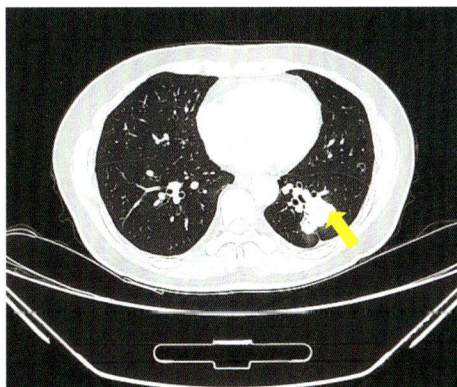

Figure 6-7　Space occupying lesion of the left lower lung

[Clinical diagnosis]

Left lower lobe pulmonary lesion.

[Treatment]

Thoracoscopic left lower lobectomy. Postoperative oxygen therapy, monitoring, fluid replacement, anti-inflammatory treatment and other symptomatic supportive treatments.

[Pathological results]

Visual inspection: An excised left lower lobe and mass, 12 cm × 9 cm × 5 cm in size, a bronchial stump was found at the hilus of the lung, approximately 1cm in length, and a mass was found along its incision. No obvious mass was found in the other multiple sections.

Histological type (Figure 6-8): Invasive adenocarcinoma with acinar type (79%), solid type (1%), and micropapillary type (20%), no clear vascular and nerve invasion was identified under the microscope.

Immunohistochemistry (Figure 6-9): Ki-67(+, 25%), CK7(+), TTF1(+), Napsin A(+), p63(−), P40(−), CK5/6(−), Syn(−), CgA(−), CD56(−).

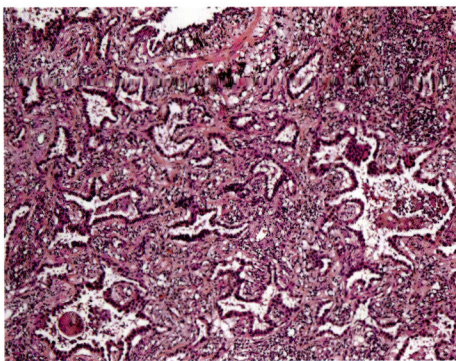

Figure 6-8　HE staining of lung excision specimen

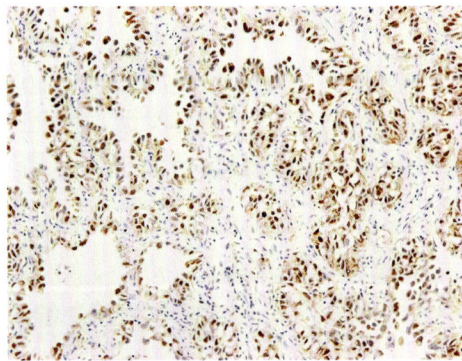

Figure 6-9　Ki-67 IHC staining of lung excision specimen

[Outcome]

The patient recovered well after the surgery. The chest tube was removed and the patient was discharged.

Questions

1. What is the etiology of lung carcinogenesis?

2. Combined with the patient's medical history and laboratory test results, what do you think is the pathological diagnosis of the patient?

3. What are the histological types and characteristics of lung cancer?

参考答案

（严 飞 李维媛）

参考文献

［1］步宏，李一雷 . 病理学 [M]. 9 版 . 北京：人民卫生出版社，2018.

［2］葛均波，徐永健，王辰 . 内科学 [M]. 9 版 . 北京：人民卫生出版社，2018.

［3］万学红，卢雪峰 . 诊断学 [M]. 9 版 . 北京：人民卫生出版社，2018.

［4］中华医学会肿瘤学分会, 中华医学会杂志社 . 中华医学会肺癌临床诊疗指南 (2023 版)[J]. 中华医学杂志，2023，103(27):2037-2074.

［5］CHAFT J E, SHYR Y, SEPESI B, et al. Preoperative and postoperative systemic therapy for operable non-small-cell lung cancer [J]. J Clin Oncol, 2022, 40(6):546-555.

［6］ETTINGER D S, WOOD D E, AISNER D L, et al. Non-small cell lung cancer, version 3.2022, NCCN clinical practice guidelines in oncology [J]. J Natl Compr Canc Netw, 2022, 20(5):497-530.

［7］INAMURA K. Clinicopathological characteristics and mutations driving development of early lung adenocarcinoma: tumor initiation and progression[J]. Int J Mol Sci, 2018, 19(4):1259.

［8］MOREIRA A L, OCAMPO P S S, XIA Y, et al. A grading system for invasive pulmonary adenocarcinoma: A proposal from the international association for the study of lung cancer pathology committee [J]. J Thorac Oncol, 2020, 15(10):1599-1610.

［9］SALLER J, BOYLE T A. Molecular pathology of lung cancer[J]. Cold Spring Harb Perspect Med, 2022, 12(3):a037812.

［10］SUCCONY L, RASSL D M, BARKER A P, et al. Adenocarcinoma spectrum lesions of the lung: Detection, pathology and treatment strategies [J]. Cancer Treat Rev, 2021, 99:102237.

［11］WANG Z, LI Z, ZHOU K, et al. Deciphering cell lineage specification of human lung adenocarcinoma with single-cell RNA sequencing[J]. Nat Commun, 2021, 12(1):6500.

［12］WU G, WOODRUFF H C, SHEN J, et al. Diagnosis of invasive lung adenocarcinoma based on chest CT radiomic features of part-solid pulmonary nodules: A multicenter study[J]. Radiology, 2020, 297(2):451-458.

［13］YANG S R, SCHULTHEIS A M, YU H, et al. Precision medicine in non-small cell lung cancer: Current applications and future directions [J]. Semin Cancer Biol, 2022, 84:184-198.

第七章

消化系统疾病

案例 1

【病史简介】

　　患者，男，46岁，因"间断上腹部疼痛3年，呕吐、黑便1天"入院。患者3年前无明显诱因出现上腹痛，呈阵发性、不剧烈，多于进食后半小时发生，伴腹胀、恶心，无反酸、呕吐、腹泻，疼痛持续2～3 h，可逐渐自行缓解，因症状不明显未予重视。患者1天前无明显诱因突然出现恶心、呕吐，呕吐2次，非喷射性，呕吐物为咖啡渣样物，约100 mL，当时无意识障碍、呼吸困难、心悸、大汗、抽搐、昏迷等症状。自行服用抑酸护胃等药物（具体不详）后未再呕吐，但解黑便1次，为柏油样便，量约100 g，伴乏力、心悸、头晕及上腹疼痛，无腹泻、腹胀、反酸、烧心，无头痛、胸闷、胸痛，无气促、咳嗽、咳痰、发热，无尿频、尿急、尿痛等症状。今日再次解黑便1次，量约50 g，性状如昨日，遂收住入院。既往有"痛风性关节炎"病史10年余，长期服用止痛抗炎药（具体不详）。否认高血压病、糖尿病、冠心病病史。否认肝炎、结核等传染病病史。预防接种史不详。无药物及食物过敏史。否认手术、外伤、输血史。家族中无特殊遗传病史可查。

【体格检查】

　　体温36.5 ℃，脉搏117次/min，血压98/60 mmHg，呼吸20次/min，一般情况尚可，意识清晰，表情安静，全身皮肤、黏膜稍苍白，无黄染，无出血点和蜘蛛痣。全身浅表淋巴结未触及。双侧瞳孔等大等圆，对光反射正常。颈动脉搏动正常，气管居中，甲状腺未触及肿大。胸廓正常，双肺呼吸音清晰，未闻及干、湿啰音，无胸膜摩擦音。心率117次/min，心律齐，心音正常，各瓣膜听诊区未闻及杂音，无心包摩擦音。全腹柔软，平坦，未见腹壁静脉曲张，剑突下轻度压痛，无肌紧张及反跳痛，肝脾未触及增大，肝肾区无叩痛，移动性浊音（－），肠鸣音 9 次 /min，无气过水声。脊柱四肢无畸形，活动可，双下肢无水肿，双侧足背动脉搏动正常。四肢肌力及肌张力正常，生理反射存在，病理反射未引出。

【实验室检查】

实验室检查结果见表 7-1。

表 7-1　实验室检查结果

检查项目	结果	正常值
白细胞	8.2×10^9/L	（4 ~ 10）$\times 10^9$/L
中性粒细胞	71.9%	50% ~ 75%
淋巴细胞	25%	20% ~ 40%
红细胞	3.3×10^{12}/L ↓	（4.0 ~ 5.5）$\times 10^{12}$/L
血小板	301×10^9/L ↑	（100 ~ 300）$\times 10^9$/L
血红蛋白	99 g/L ↓	120 ~ 160 g/L
C 反应蛋白	8.46 mg/L ↑	< 8 mg/L
总胆红素	10.2 μmol/L	3.4 ~ 17.1 μmol/L
直接胆红素	8.8 μmol/L ↑	0 ~ 6.8 μmol/L
间接胆红素	1.4 μmol/L ↓	1.7 ~ 10.2 μmol/L
丙氨酸氨基转移酶	15 U/L	5 ~ 40 U/L
天冬氨酸氨基转移酶	14 U/L	8 ~ 40 U/L
总蛋白	57.3 g/L ↓	60 ~ 80 g/L
白蛋白	36 g/L ↓	40 ~ 55 g/L
球蛋白	21.3 g/L	20 ~ 30 g/L
尿素	7.03 mmol/L	3.2 ~ 7.1 mmol/L
肌酐	79 μmol/L	53 ~ 106 μmol/L
尿酸	475 μmol/L ↑	150 ~ 416 μmol/L
总胆固醇	2.39 mmol/L	< 5.20 mmol/L
三酰甘油	1.44 mmol/L	0.56 ~ 1.70 mmol/L
高密度脂蛋白胆固醇	1.79 mmol/L	1.03 ~ 2.34 mmol/L
低密度脂蛋白胆固醇	1.98 mmol/L	≤ 3.4 mmol/L
钠	143 mmol/L	135 ~ 145 mmol/L

续表

检查项目	结果	正常值
钾	3.87 mmol/L	3.5 ~ 5.5 mmol/L
氯	102 mmol/L	95 ~ 105 mmol/L
粪便隐血试验	阳性	阴性

【辅助检查】

胸部X线片：未见明显异常。心电图检查：窦性心律，心动过速。电子胃镜检查：胃窦多发溃疡伴黏膜出血，慢性胃炎（图7-1）。病理活检：（胃窦）黏膜慢性炎症，轻度活动性，可见坏死，符合溃疡。幽门螺杆菌（Hp）（＋）。

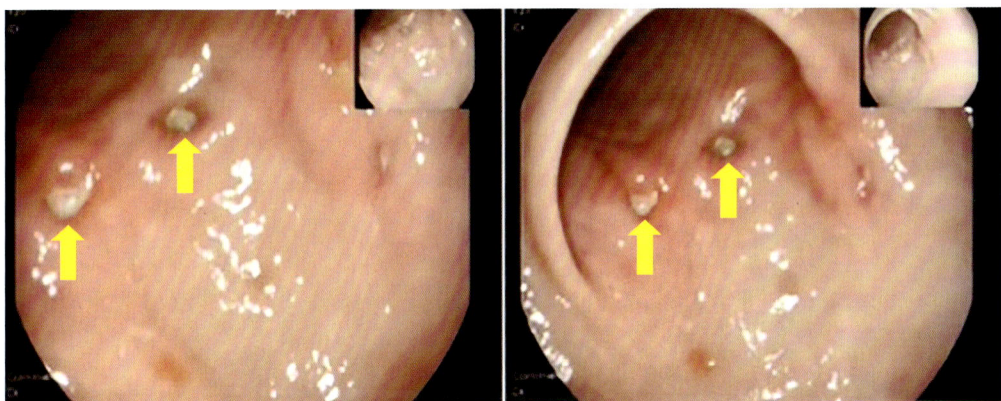

图7-1 电子胃镜

胃窦部多发性溃疡

【思考题】

1. 结合患者病史及以上检查，该患者的主要诊断是什么？

2. 胃溃疡的病理变化特征有哪些？

3. 从病理学的角度试述胃溃疡和十二指肠溃疡的区别。

4. 结合患者病史和所学知识，试述该患者胃溃疡疾病的发生过程及如治疗不及时可能会出现的并发症。

参考答案

【分析与讨论】

胃溃疡是以胃黏膜的慢性损伤形成慢性溃疡为特征的一种临床常见疾病。消化性溃疡常发生于胃、十二指肠，在普通人群中的终身患病率为5%~10%，年发病率为0.1%~0.3%。胃溃疡多见于中老年，常发生于胃小弯近幽门侧，与慢性浅表性胃炎或萎缩性胃炎的黏膜缺损不同，胃溃疡黏膜破损深度超过黏膜肌层，严重者甚至达到或超过肌层。

目前，研究认为消化性溃疡产生的机制是致病因素引起胃酸、胃蛋白酶对胃黏膜的侵袭作用与黏膜屏障的防御能力间失去平衡。机体通过黏膜防御机制防止黏膜损伤，维持黏膜完整性，当损伤因素超过防御因素时，就会导致黏膜破损而形成溃疡。Hp 感染和服用阿司匹林或其他非甾体抗炎药（NSAID）是消化性溃疡的主要致病因素。2005 年度诺贝尔生理学或医学奖授予 Marshall 和 Warren 两位科学家，表彰其发现并阐明革兰氏阴性微厌氧菌 Hp 在胃炎及消化性溃疡疾病中的作用。Hp 的发现革命性地改变世人对胃肠病的认识、治疗理念和治疗方法，造福全世界数以亿计的胃及十二指肠疾病患者，是胃肠病发展史上的一个里程碑。同时，加深了人类对慢性感染、炎症和癌症之间关系的认识。2017 年 WHO 将 Hp 列为一类致癌物。在胃中，Hp 生成的大量尿素酶可产生氨，进而胃内的生理环境发生改变，产生氧自由基，并破坏上皮细胞，同时反馈地促进胃泌素的增加，引发胃酸的过度分泌，使胃及十二指肠黏膜的保护屏障被破坏，最终导致胃或十二指肠出现消化性溃疡。15% ~ 20% 的 Hp 感染患者可发生消化性溃疡，胃溃疡患者 Hp 阳性率为 60% ~ 90%。根除 Hp 可有效地预防消化性溃疡发生率，并显著降低溃疡复发率。阿司匹林和其他 NSAID 的应用是消化性溃疡的另一个主要致病因素。NSAID 是非特异性环氧合酶（COX）抑制剂，抑制前列腺素分泌，并导致黏膜修复障碍，出现糜烂、出血及溃疡，以胃窦多见。除服用 NSAID 和 Hp 感染外，消化性溃疡还可以由其他多种因素引起，如饮酒、吸烟、应激压力和遗传因素等。

胃溃疡的临床症状常为非特异性，典型者可表现为慢性、节律性、周期性的上腹部疼痛。可出现餐后上腹部钝痛、隐痛或灼痛，伴反酸、恶心、呕吐、体重下降等症状。发作时剑突下、上腹部或右上腹部查体可有局限性压痛，缓解后可无明显体征。还有一类无症状性溃疡患者，无腹痛或消化不良症状，而以消化道出血、穿孔等并发症为首发临床表现。胃液实验室检测可示胃酸量正常或略低。胃镜检查是诊断胃溃疡最重要的方法，不仅诊断率高，而且可评估溃疡的位置、大小、深度以及任何出血迹象或征兆，并进行病理活检。内镜检查可见多为 < 2 cm 的溃疡，呈圆形或类圆形、底部平坦、边缘整齐、周围黏膜皱襞水肿放射状。病理活检可见 4 层结构（从表层到深层）：炎性渗出层、坏死组织层、肉芽组织层和瘢痕层。出血、穿孔是慢性胃溃疡的主要并发症，还可出现幽门梗阻和癌变。

本例患者既往有"痛风性关节炎"病史且长期服用抗炎药物 10 余年，胃镜检查示胃窦部多发性溃疡，病理活检示溃疡病变，Hp 阳性。因而出现腹痛、恶心、呕吐和黑便临床表现。

【点评】

　　该病例带来以下几点重要提示：①胃镜检查是消化性溃疡（胃溃疡和十二指肠溃疡）诊断的首选方法，不仅有助于排除其他可致溃疡的疾病，还可通过活检或快速尿素酶试验判断 Hp 感染情况和病变是否发生癌变，并对随后的治疗计划至关重要。因此，需要不断学习新型内镜成像技术和不断提高医师诊断技术。②现在或既往诊断消化性溃疡的患者均需接受 Hp 检测。Hp 感染可引发胃部炎症，持续感染会引起消化性溃疡，也是胃癌发生的主要危险因素。根除 Hp 是治愈慢性胃溃疡的关键，应充分认识到大力加强 Hp 感染的防治认知的重要意义。③诊断需综合考虑患者既往史、服药史，特别是 NSAID 等的使用情况，使用过 NSAID 的 Hp 感染者消化性溃疡发生风险显著增高。

（杨雯娟）

案例 2

【病史简介】

　　患者，男，69 岁，因"腹痛伴大便性状改变 3 月余"入院。患者 3 个月前无明显诱因出现腹部疼痛，呈间断性隐痛、胀痛，定位不明确，大便时干时稀，混有少量黏液。病程中不伴有恶心、呕吐，无畏寒、发热、咳嗽等不适。自起病以来，饮食及睡眠可，小便正常，精神、体力下降，常有乏力感，近半年体重下降 5 kg 左右。否认高血压病、糖尿病、冠心病病史。否认肝炎、结核等传染病病史。预防接种史不详。无药物及食物过敏史。否认手术、外伤、输血史。家族中无特殊遗传病史可查。

【体格检查】

　　体温 36.5 ℃，脉搏 82 次 /min，血压 132/74 mmHg，呼吸 21 次 /min。意识清楚，体格检查合作，全身浅表淋巴结未触及增大，贫血面容，眼睑苍白，全身皮肤黏膜无黄染。心率 82 次 /min，心律齐，各瓣膜听诊区未闻及杂音，无心包摩擦音，双肺呼吸音清晰，未闻及干、湿啰音，无胸膜摩擦音。腹部外形正常，腹柔软，右下腹轻压痛，无反跳痛及肌紧张，右下腹可触及约 6 cm×8 cm 包块，边界清晰，推之不可移动，肠鸣音正常，约 4 次 /min，肝脾肋下未触及，墨菲征（－），肝颈静脉回流征（－），腹部移动性浊音（－）。双下肢无水肿。生理反射存在，病理反射未引出。

【实验室检查】

实验室检查结果见表 7-2。

表 7-2　实验室检查结果

检查项目	结果	正常值
白细胞	$4.55 \times 10^9/L$	$(4.0 \sim 10.0) \times 10^9/L$
中性粒细胞	70.86%	50% ~ 75%
淋巴细胞	25.30%	20% ~ 40%
红细胞	$4.34 \times 10^{12}/L$	$(4.0 \sim 5.5) \times 10^{12}/L$
血红蛋白	95 g/L ↓	120 ~ 160 g/L
血小板	$159 \times 10^9/L$	$(100 \sim 300) \times 10^9/L$
总蛋白	58.3 g/L ↓	60 ~ 80 g/L
白蛋白	34.8 g/L ↓	40 ~ 55 g/L
白蛋白 / 球蛋白	1.48∶1 ↓	1.5 ~ 2.5∶1
癌抗原 125	11.19 kU/L	< 35 kU/L
糖链抗原 199	3.66 kU/L	< 37 kU/L
甲胎蛋白	3.41 ng/mL	< 25 µg/L
癌胚抗原	68 ng/mL ↑	< 5 µg/L
癌抗原 242	1.73 kU/L	< 20 kU/L
粪便隐血试验	阳性	阴性

【辅助检查】

心电图示：窦性心律，正常心电图。超声心动图：未见明显异常。胸部 CT：未见明显异常。腹部 CT：升结肠肠壁明显增厚伴强化，考虑占位可能（图 7-2）。电子结肠镜：升结肠内见一巨大菜花样增生隆起，大小约 5 cm × 7 cm × 8 cm，表面充血、水肿、糜烂（图 7-3）。

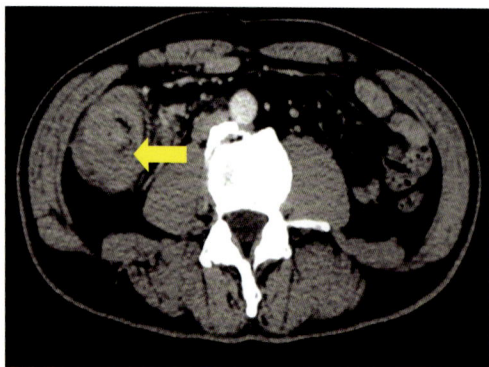

图 7-2　腹部 CT
升结肠肠壁明显增厚伴强化

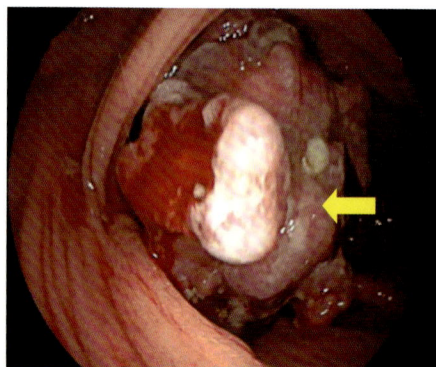

图 7-3　电子结肠镜
升结肠内巨大菜花样增生隆起

参考答案

【思考题】

1.根据病史及以上相关检查，该患者临床诊断考虑什么？

2.根据思考题1的诊断，你认为该疾病的主要病理类型是什么？

【分析与讨论】

结肠癌是胃肠道中常见的恶性肿瘤，发病率及死亡率较高，我国结肠癌患者以41~65岁人群多见，大约70%的结肠癌由腺瘤性息肉演变而来。临床表现：①排便习惯与粪便性状改变，常为最早出现的症状，多表现为排便次数增加、腹泻、便秘、便血、黏液血便等。②腹痛，常为定位不确切的持续性隐痛，或仅为腹部不适或腹胀感。③腹部包块，包块多为坚硬结节状，多为瘤体本身，有时可能为梗阻近侧肠腔内的积粪。④肠梗阻症状，一般属结肠癌中晚期症状，多表现为慢性低位不全性肠梗阻，主要表现为腹胀和便秘，腹部胀痛或阵发性绞痛。⑤全身症状，由于慢性失血、癌肿溃烂、感染、毒素吸收等，患者可出现贫血、消瘦、乏力、低热等。病程晚期可出现肝大、黄疸、腹水、锁骨上淋巴结肿大及恶病质等。

结肠癌早期无明显症状，癌肿生长到一定程度，依其生长部位不同而有不同的临床表现。右半结肠癌的表现如下。①腹痛：多为隐痛；②贫血：50%~60%患者血红蛋白< 100 g/L；③腹部包块。左半结肠癌的表现如下。①便血、黏液血便；②腹痛：多为隐痛，当出现肠梗阻表现时，可为绞痛；③腹部肿块（图7-4）。

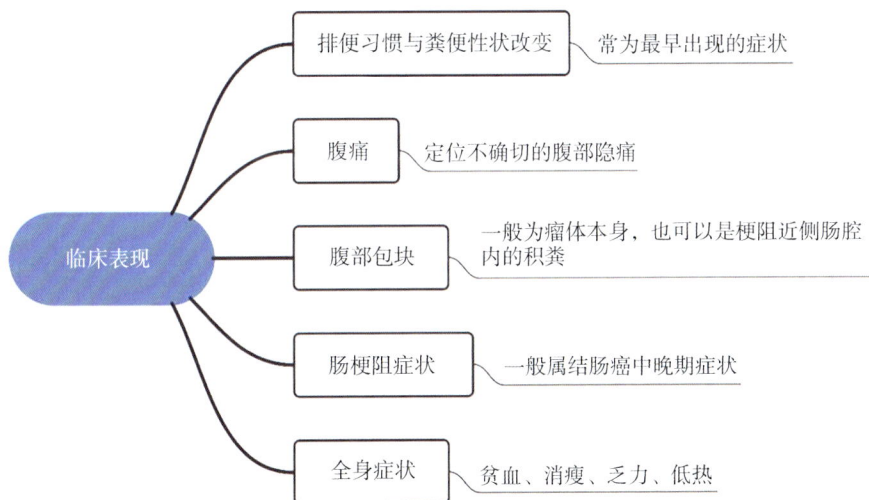

图 7-4　结肠癌的临床表现

结肠癌的治疗原则是以手术为主，辅以化疗、放疗、同期放化疗、分子靶向治疗和生物免疫治疗的综合治疗。手术切除范围应包括肿瘤在内的两端肠段，一般要求距肿瘤边缘 10 cm，并包括切除区域的全部系膜和区域淋巴结。

【点评】

该病例带来以下几点重要提示：①结肠癌是一种可以预防和治疗的疾病，应提高对结肠癌的重视程度，注重饮食健康（食用富含纤维素的水果、蔬菜和粮食）、适量运动、保持良好作息等，以降低结肠癌的发病风险。注重定期体检和早期筛查，如出现排便习惯、粪便性状改变、腹部包块等症状应及时就诊，及时发现和治疗结肠癌。②作为医务工作者，应该通过心理健康教育，让患者正确地看待结肠癌，克服恐惧和焦虑等负面情绪，保持积极向上的心态，增强战胜疾病的信心和勇气。

（夏楚琦　张荧荧）

案例 3

[Abstract]

Male, 68-years-old, was admitted to the hospital with hematochezia that lasted approximately 6 months. Six months prior, the patient repeatedly experienced hematochezia with no obvious cause, mainly presented with a small amount of fresh blood on the surface of the stool. The stool was shapeless with a small amount of mucus. Recently, the patient was admitted to the hospital because he felt that the above symptoms had worsened. The patient had a history of constipation for several years.

[Physical examination]

The abdomen was flat and no obvious masses were palpable. No mass was palpated on digital rectal examination and blood staining was visible on the finger sleeve.

[Laboratory tests]

The laboratory test results are shown in table 7-3.

Table 7-3　The laboratory test results

Items of examination	Measure value	Normal range
Red blood cell	4.48×10^{12}/L	（4 ~ 5.5）$\times 10^{12}$/L

续表

Items of examination	Measure value	Normal range
White blood cell	6.41×10^9/L	$(4 \sim 10) \times 10^9$/L
Platele	224×10^9/L	$(100 \sim 300) \times 10^9$/L
Hemoglobin	141 g/L	$120 \sim 160$ g/L
Neutrophil	58.90%	50% ~ 75%
Lymphocytes	30.30%	20% ~ 40%
Carbohydrate antigen (CA)199	61.41 kU/L ↑	< 37 kU/L
Alphafetoprotein	4.23 μg/L	< 25 μg/L
Carcinoembryonic antigen (CEA)	24.20 μg/L ↑	< 5 μg/L
Cance antigen 125	5.32 kU/L	< 35 kU/L
Cance antigen 242	19.17 kU/L	< 20 kU/L

[Auxiliary examination]

Abdominal CT: Rectal wall was thickened, and the sigmoid lumen was locally narrowed, probably due to rectal cancer (Figure 7-5). Electronic colonoscopy: A circumscribed cauliflower-like elevated growth was seen 8.0 cm from the anal margin, and the surface of the lesion was rough, eroded, and covered with stained moss (Figure 7-6).

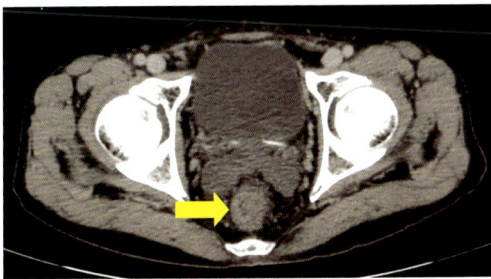

Figure 7-5　Abdominal CT

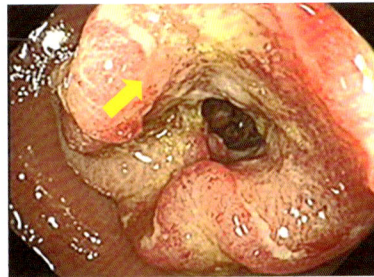

Figure 7-6　Electronic colonscopy

[Clinical diagnosis]

Rectal cancer.

[Treatment]

Laparoscopic low anterior resection for rectal cancer.

[Pathological results]

The section of the intestinal canal was 15 cm in length, 2.5 cm in diameter, and a 2 cm × 2 cm ulcerated mass was seen 5 cm from the end of the section, which was grayish and tough and appeared to invade the plasma membrane layer. Several suspicious enlarged lymph nodes were palpated in the surrounding fatty tissues. Diagnosis: moderately and highly differentiated rectal cancer and the cancer tissues infiltrated into the fibrofatty tissue surrounding the intestinal wall with local vascular and nerve invasion.

Questions

1. Combined with the patient's medical history and the results of investigations, what diagnosis do you think is appropriate for the patient?

2. What are the clinical symptoms of rectal cancer?

3. What are the principles of treatment for rectal cancer?

参考答案

（夏楚琦　张荧荧）

参考文献

［1］陈孝平，汪建平，赵继宗 . 外科学 [M]. 9 版 . 北京：人民卫生出版社，2018.

［2］万学红，卢雪峰 . 诊断学 [M]. 9 版 . 北京：人民卫生出版社，2018.

［3］中华消化杂志编辑委员会 . 消化性溃疡诊断与治疗共识意见（2022 年，上海）[J]. 中华消化杂志 , 2023, 43(3):176-192.

［4］中华医学会消化病学分会幽门螺杆菌学组 . 第六次全国幽门螺杆菌感染处理共识报告 (非根除治疗部分)[J]. 中华消化杂志 , 2022, 42(5):289-303.

［5］CHEN X, WANG J, ZHAO J. Surgery [M]. 9th edition. Peoples Health Publishing House, 2018.

［6］WAN X, LU X. Diagnostics. 9th edition [M]. Peoples Health Publishing House, 2018.

［7］ZHANG B B, LI Y, LIU X Q, et al. Association between vacA genotypes and the risk of duodenal ulcer: a meta analysis[J]. Mol Biol Rep, 2014, 41(11):7241-7254.

第八章

淋巴造血系统疾病

案例 1

【病史简介】

患者，女，27岁，因"左颈部肿物3月余，发热3周"入院。患者3个月前发现左侧颈部肿块，缓慢增大，无疼痛，未予进一步检查及治疗。3周前，患者无明显诱因出现发热，体温最高为38.7 ℃，服用退热药后缓解，伴乏力、盗汗，无寒战，无咽痛、咳嗽、咳痰，无恶心、呕吐。发病以来，饮食、睡眠尚可，大、小便正常，体重下降3 kg。否认高血压病、冠心病及糖尿病病史。否认肝炎、结核等传染病接触史。预防接种史不详。无食物及其他过敏史。否认手术、外伤、输血史。家族中无特殊遗传病史可查。

【体格检查】

体温38.3 ℃，脉搏98次/min，呼吸24次/min，血压128/70 mmHg。意识清楚，消瘦，慢性病容，口唇无发绀，全身皮肤、黏膜无皮疹和出血点，巩膜无黄染。咽无充血，扁桃体不大。颈静脉无怒张，气管居中，甲状腺未触及增大。左颈部触及2个增大的淋巴结，大小分别为约2.5 cm×2 cm、2 cm×3 cm，可活动，无触痛，无化脓、破溃趋势，表面皮温不高，其余浅表淋巴结未触及增大。胸廓正常，双肺呼吸音清晰，未闻及干、湿啰音，无胸膜摩擦音。心率98次/min，心律齐，各瓣膜听诊区未闻及病理性杂音，无心包摩擦音。腹平软，无压痛、反跳痛，无肌紧张，肝脾肋下未触及，肝颈静脉回流征（－），移动性浊音（－），肠鸣音正常。双下肢无水肿。四肢肌力及肌张力正常，生理反射存在，病理反射未引出。

【实验室检查】

实验室检查结果见表 8-1。

表 8-1 实验室检查结果

检查项目	结果	正常值
白细胞	8.2×10^9/L	（4 ~ 10）$\times 10^9$/L
中性粒细胞	70.8%	50% ~ 75%
淋巴细胞	25.4%	20% ~ 40%
红细胞	5.23×10^{12}/L	（4.0 ~ 5.5）$\times 10^{12}$/L
血小板	269×10^9/L	（100 ~ 300）$\times 10^9$/L
血红蛋白	138 g/L	120 ~ 160 g/L
EB-DNA	< 500 copies/mL	< 1000 copies/mL
结核菌素纯蛋白衍生物（PPD）试验	阴性	阴性
C 反应蛋白	12 mg/L ↑	< 8 mg/L

【辅助检查】

胸部 X 线片：纵隔增宽（图 8-1）。胸部 CT 检查：纵隔内多发淋巴结显著增大（图 8-2）。左侧颈部淋巴结活检：淋巴结结构破坏，粗大的胶原纤维束分隔病变的淋巴结为大小不等的结节（图 8-3A），结节内显示混合性炎症细胞背景，包括淋巴细胞、浆细胞、中性粒细胞、嗜酸性粒细胞等，其中可见散在陷窝细胞（图 8-3B）。免疫组织化学染色：PAX5（＋）、CD15（＋）、CD30（＋）、CD20（－）、CD3（－）。

【思考题】

1. 结合患者病史及以上检查，你认为患者的主要诊断是什么？
2. 试述霍奇金淋巴瘤与非霍奇金淋巴瘤的区别。

参考答案

【分析与讨论】

霍奇金淋巴瘤是一种独特的淋巴瘤类型，占所有淋巴瘤的 10%~20%。多见于青年，儿童少见。好发于颈部淋巴结，其次为腋下或腹股沟、纵隔和主动脉旁淋巴结。首发症状多表现为局部淋巴结的无痛性、进行性增大，增大的淋巴结可以活动，也可互相粘连、融合成块。饮酒后出现淋巴结疼痛是霍奇金淋巴瘤相对特异的表现，但并非每个患者都是如此。也有一些患者因常规胸部 X 线片检查发现纵隔肿块而就诊，包块可能无症状，也可能伴咳嗽、胸闷或胸骨后疼痛等。全身症状以发热、盗汗、皮

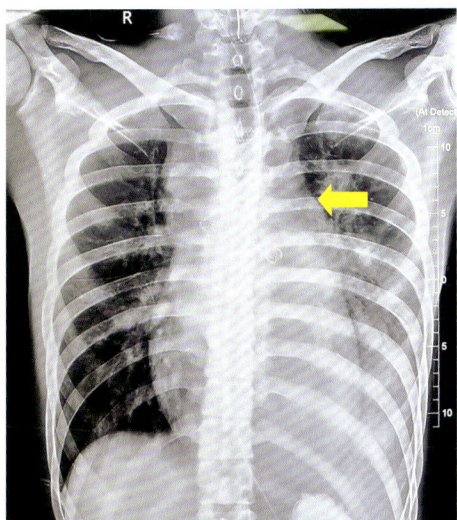

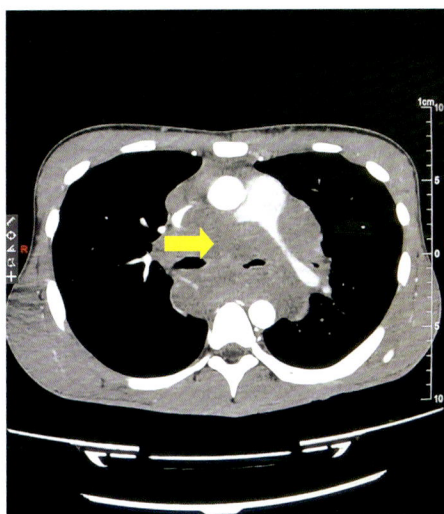

图 8-1　胸部 X 线片

纵隔增宽

图 8-2　胸部 CT

纵隔内多发淋巴结显著增大

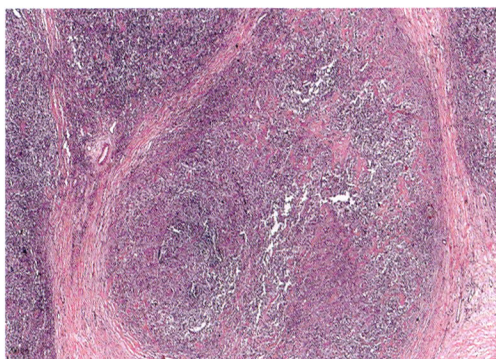

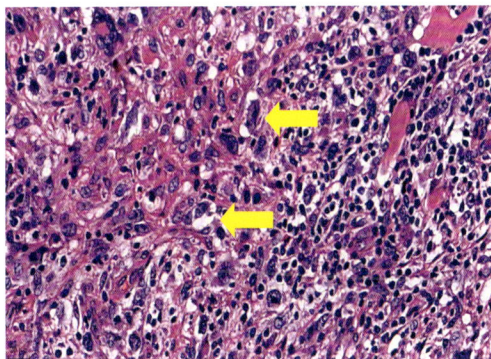

A　　　　　　　　　　　　　　　　　　B

图 8-3　左侧颈部淋巴结活检（HE 染色）

A. 粗大的胶原纤维束分隔病变的淋巴结为大小不等的结节；B. 陷窝细胞

肤瘙痒及消瘦等全身症状较多见。30%～40% 的患者以原因不明的持续发热为首发症状。这类患者一般年龄稍大，男性较多，常有腹膜后淋巴结累及。周期性发热约见于 1/6 的患者。可有局部及全身皮肤瘙痒，多为年轻女性。瘙痒可为霍奇金淋巴瘤的唯一全身症状。5%～16% 的患者发生带状疱疹。

　　显微镜下霍奇金淋巴瘤的特点是在炎症细胞背景下散在分布少量肿瘤细胞，即 R-S 细胞及其变异型细胞。典型 R-S 细胞为体积大，细胞质丰富，双核或多核巨细胞，核仁嗜酸性，大而明显。若细胞表现为对称的双核时，则称为镜影细胞。具有上述特征的单核瘤巨细胞称为霍奇金细胞。

　　变异的 R-S 细胞主要有陷窝细胞、LP 细胞、木乃伊细胞。陷窝细胞体积大，细胞核染色质稀疏，有一个或多个较小的嗜碱性核仁。用甲醛固定的组织，细胞质收缩至核膜附近，与周围细胞之间形成透明的空隙，好似细胞位于陷窝内。LP 细胞，亦称"爆米花细胞"，瘤细胞的体积大，细胞质淡染，核呈多分叶状，染色质稀少，有多个小的嗜碱性核仁。木乃伊细胞又名"干尸细胞"，为变性或凋亡的 R-S 细胞，核固缩浓染，胞质嗜酸性。

目前，采用 2016 年 WHO 的淋巴造血系统肿瘤分类，将霍奇金淋巴瘤分为结节性淋巴细胞为主型霍奇金淋巴瘤和经典型霍奇金淋巴瘤两大类。经典型霍奇金淋巴瘤又分为结节硬化型、混合细胞型、富于淋巴细胞型和淋巴细胞减少型（图 8-4）。

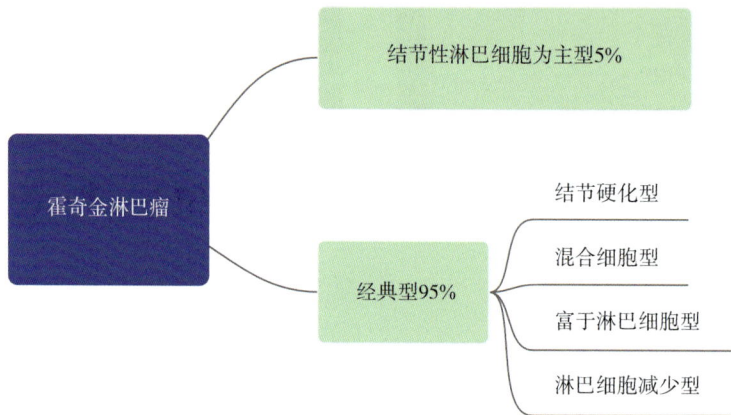

图 8-4　霍奇金淋巴瘤的病理类型

本病例患者为经典型霍奇金淋巴瘤中的结节硬化型，这种亚型最为常见，占霍奇金淋巴的 40%～70%，多见于青年女性，15～34 岁，EB 病毒感染率低。肿瘤细胞以陷窝细胞为主，好发于颈部、锁骨上、纵隔淋巴结，以纵隔淋巴结增大造成巨大包块为最危险的情况。病变淋巴结中有大小不一的胶原纤维束构成的结节，中性粒细胞与嗜酸性粒细胞较多。

霍奇金淋巴瘤是一种相对少见但治愈率较高的恶性肿瘤，一般从原发部位向邻近淋巴结依次转移，是第一种用化疗能治愈的恶性肿瘤。治疗上主要采用化疗加放疗的综合治疗。较早时期 MOPP 方案化疗（具体药物包括氮芥、长春新碱、丙卡巴肼和泼尼松）完全缓解率为 80%，5 年生存率为 75%，长期无病生存率为 50%。但有相当比例的患者出现第二肿瘤和不孕。ABVD 方案（具体药物包括多柔比星、博来霉素、长春花碱和达卡巴嗪）的缓解率和 5 年无病生存率均优于 MOPP 方案，目前 ABVD 已成为霍奇金淋巴瘤的首选化疗方案。

【点评】

该病例带来以下几点重要提示：①无痛性淋巴结增大是淋巴瘤最为常见的症状之

一，很多人在发现淋巴结增大时，常容易忽视，从而延误诊断和治疗的最佳时机。当出现不明原因的无痛性淋巴结增大、发热、盗汗、体重下降和皮肤瘙痒等症状时，应及时就医，进行详细检查，以便尽早明确诊断，采取有效的治疗措施。②淋巴瘤病理分类十分复杂，需要结合患者的临床表现、体格检查、实验室检查、影像学检查和病理学检查等结果进行诊断，其中病理检查是淋巴瘤确诊和分型的金标准。

（木志浩）

案例 2

[Abstract]

Male, 58 years old, presented to the hospital with complaints of right lower quadrant discomfort persisting for over six months, accompanied by hematochezia for the past two days. The patient had previously experienced recurrent episodes of discomfort in the right lower quadrant over the past six months, which had been overlooked. Subsequently, he developed intermittent episodes of low-grade fever and self-administered anti-inflammatory treatments. The onset of hematochezia occurred two days prior without any discernible precipitating factors, characterized by the presence of fresh blood in the stool, without any accompanying nausea or vomiting, prompting his visit to our institution. He was admitted to the outpatient department for the evaluation of lower gastrointestinal bleeding. His medical history was notable for a hospitalization five years prior due to "enteritis", from which he recovered after an inpatient course of treatment lasting several days, with no subsequent issues. The patient reported no history of hepatic or biliary disorders. There was no known history of food or drug allergies, and his vaccination history was unspecified. No significant family history of genetic disorders had been reported.

[Physical examination]

The temperature was 36.7 ℃, pulse rate was 108 beats/minute, blood pressure was 122/68 mmHg, respiratory rate was 22 breaths/minute. The patient was alert and oriented, with poor nutritional status. There were no signs of cyanosis on the lips, the skin was pale without jaundice, and there were no petechiae or bleeding spots observed. The jugular veins were not distended. No enlargement of the superficial lymph nodes was observed. The trachea was centrally positioned. The chest wall appeared normal, and lung auscultation revealed clear breath sounds without any audible crackles or wheezes, and no pleural rub was detected. The heart rate was 108 beats per minute, with a regular rhythm, and no pathological murmurs were heard over any of the valvular auscultatory areas. The abdomen was soft, with mild tenderness in the right lower quadrant, but no rebound tenderness, muscular rigidity. No masses or organ enlargement were detected. Hepatojugular reflux was negative, shifting dullness was negative, and bowel sounds were slightly hyperactive. Muscle strength and tone in all four limbs were normal, physiological reflexes were present, and pathological reflexes were not elicited.

[Laboratory test]

The laboratory test results are shown in table 8-2.

Table 8-2　The laboratory test results

Items of examination	Measure value	Normal range
White blood cell	12.8×10^9/L ↑	$(4 \sim 10) \times 10^9$/L
Neutrophil	82.6% ↑	50% ~ 75%
Lymphocyte	16.5% ↓	20% ~ 40%
Red blood cell	5.23×10^{12}/L	$(4.0 \sim 5.5) \times 10^{12}$/L
Blood platelet	392×10^9/L ↑	$(100 \sim 300) \times 10^9$/L
Hemoglobin	82 g/L ↓	120 ~ 160 g/L
Prothrombin time	12.2 s	11 ~ 14 s
Thrombin time	18 s	16 ~ 18 s
D-dimer	0.09 mg/L	0 ~ 0.256 mg/L
Erythrocyte sedimentation	26 mm/h ↑	0 ~ 15 mm/h
Fecal occult blood test	+++	negative
Occult blood in urine	negative	negative
HBsAg	< 0.05 U/mL	< 0.08 U/mL
Tuberculin test	negative	negative
Widal test	negative	negative

[Auxiliary examination]

Abdominal CT scan showed thickening of the terminal ileal wall (Figure 8-5). Colonoscopy revealed significant narrowing of the lumen at the terminal ileum, with the bowel wall being hard and diffusely thickened. A biopsy of the mass was performed, and the pathological diagnosis indicated that tumor cells were diffusely distributed in the mucosa, submucosa, muscular layer and serosa (Figure 8-6). Large, atypical lymphoid-like cells were visible, with pleomorphic nuclei, prominent nucleoli, and vesicular chromatin (Figure 8-7). Immunohistochemistry showed positive for leukocyte common antigen, with B-cell markers: CD19 (+), CD20 (+), and CD79a (+) .

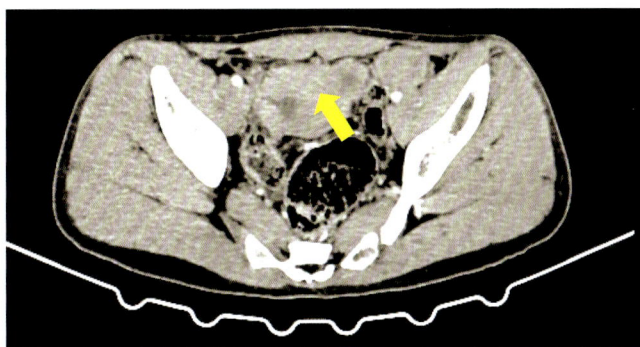

Figure 8-5　Abdominal CT showed thickening of the terminal ileal wall

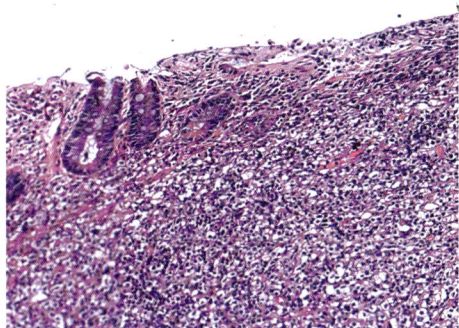

Figure 8-6　Tumor cells were diffusely distributed in the mucosa, submucosa, muscular layer and serosa

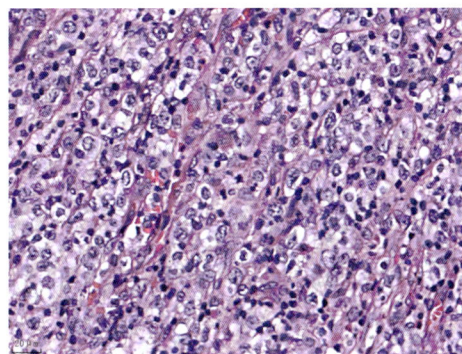

Figure 8-7　Enlarged, atypical lymphoid cells with pleomorphic nuclei, prominent nucleoli, and vesicular chromatin

Questions

1. According to the patient's medical history and clinical presentation, what is the patient's primary diagnosis? Please analyze the basis of the diagnosis.

2. Based on the patient's pathological results, what's the precise diagnosis for the disease?

参考答案

（木志浩）

参考文献

［1］步宏，李一雷 . 病理学 [M]. 9 版 . 北京：人民卫生出版社，2018.

［2］葛均波，徐永健，王辰 . 内科学 [M]. 9 版 . 北京：人民卫生出版社，2018.

［3］万学红，卢雪峰 . 诊断学 [M]. 9 版 . 北京：人民卫生出版社，2018.

［4］BU H, LI Y. Pathology[M]. 9th edition. Beijing: Peoples Medical Publishing House, 2018.

［5］GE J, XU Y, WANG C. Pathophysiology[M]. 9th edition. Beijing: Peoples Medical Publishing House, 2018.

［6］HOPPE R T, ADVANI R H, AI W Z, et al. Hodgkin lymphoma, version 2.2015[J]. J Natl Compr Canc Netw, 2015, 13(5):554-586.

［7］WAN X, LU X. Diagnose[M]. 9th edition. Beijing: People's, Medical Publishing House, 2018.

第九章

泌尿系统疾病

案例 1

【病史简介】

患者，男，5岁。因"眼周水肿，尿量减少3天，加重1天"入院。3天前父母发现患儿的眼周出现水肿，以早晨起床时为明显，同时患儿排尿次数和尿量比平时有所减少。家长未予重视，未就诊。1天前水肿加重，尿量减少明显，尿液颜色加深呈洗肉水样，尿中泡沫增多。同时伴有乏力、轻度头痛等，遂到医院就诊而收住院。病程中无咳痰、尿频、尿急、尿痛、腹痛、呕吐及腹泻等。大便正常。追问病史，患儿于半月前因咽喉疼痛并发热被社区医院诊断为"扁桃体炎"，服用抗生素后热退、症状缓解，目前尚有轻微咽痛。患儿足月出生，平素身体健康，按计划进行预防接种。无药物、食物过敏史。否认风湿病、肝炎、结核病病史。无高血压病、糖尿病、肾脏疾病等家族史。

【体格检查】

体温36.8 ℃，脉搏95次/min，血压130/85 mmHg，呼吸25次/min。发育正常，营养中等，意识清楚。一般情况稍差，精神萎靡。皮肤未见出血点或皮疹。双侧眼睑和颜面中度水肿。咽充血，扁桃体无增大。颈静脉无怒张。双肺呼吸音清晰，未闻及干、湿性啰音，无胸膜摩擦音。心界不大，心率95次/min，心律齐，各瓣膜听诊区未闻及杂音，无心包摩擦音。腹平软，无压痛、反跳痛，肝脾肋下未触及，移动性浊音（-），肠鸣音正常。生理反射存在，病理反射未引出。双肾区无叩击痛，输尿管压痛点无压痛。双侧小腿及足背轻度非凹陷性水肿。

【实验室检查】

实验室检查结果见表 9-1。

表 9-1　实验室检查结果

检查项目	结果	正常值
白细胞	9.56×10^9/L	（$4 \sim 10$）$\times 10^9$/L
中性粒细胞	70.5%	50% $\sim$ 75%
淋巴细胞	20.2%	20% $\sim$ 40%
红细胞	4.41×10^{12}/L	（$4.0 \sim 5.5$）$\times 10^{12}$/L
血小板	236×10^9/L	（$100 \sim 300$）$\times 10^9$/L
血红蛋白	125 g/L	120 $\sim$ 160 g/L
白蛋白	30 g/L ↓	40 $\sim$ 55 g/L
红细胞沉降率	22 mm/h ↑	0 $\sim$ 15 mm/h
肌酐	44 μmol/L	30 $\sim$ 44.2 μmol/L（≤ 5 岁儿童）
尿素氮	5.5 mmol/L	1.8 $\sim$ 6.5 mmol/L（儿童）
补体 C3	0.52 g/L ↓	0.8 $\sim$ 1.5 g/L
补体 C4	0.4 g/L	0.2 $\sim$ 0.6 g/L
抗链球菌溶血素 O	484.00 U/mL ↑	0 $\sim$ 250 U/mL（儿童）
尿液检测		
比重	1.035 ↑	1.015 $\sim$ 1.025
白细胞	3/HPF	0 $\sim$ 5/HPF
红细胞	40 $\sim$ 45/HPF ↑	0 $\sim$ 3/HPF
红细胞管型	阴性	阴性
蛋白	++ ↑	阴性
蛋白管型	3 $\sim$ 4 个 /HPF ↑	阴性
24 h 尿量	280 mL/24 h ↓	600 $\sim$ 700 mL/24 h（≤ 5 岁儿童）
24 h 尿蛋白定量	180 mg/24 h ↑	0 $\sim$ 100 mg/24 h（儿童）
咽拭子培养	A 群乙型溶血性链球菌 +	阴性

【辅助检查】

胸部 X 线片、心电图未见明显异常。肾脏 B 型超声：提示双侧肾脏轻度增大，肾脏皮质回声轻度增强（图 9-1）。

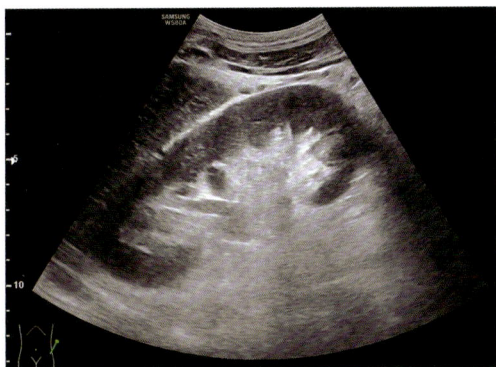

图 9-1　B 型超声

肾脏体积增大，皮质回声轻度增强

【思考题】

1. 请根据患者的病例资料，对疾病进行初步诊断并列举诊断依据。

2. 如进行肾脏穿刺活检，可见其发生怎样的病理学改变（光镜、电镜、免疫荧光检查）？

3. 请根据肾脏的病理变化解释患者的临床表现。

参考答案

【分析与讨论】

急性弥漫性增生性肾小球肾炎又称为感染后肾小球肾炎，包括链球菌感染后肾小球肾炎和非链球菌感染后肾小球肾炎，以前者最为常见，其主要由 A 群乙型溶血性链球菌中的"致肾炎菌株"急性感染后所致。非链球菌感染后肾小球肾炎由其他细菌，如葡萄球菌，以及病毒、寄生虫等感染所致，临床比较少见。

溶血性链球菌的感染途径有呼吸道感染、皮肤伤口直接接触感染、医源性感染等。最常见的是呼吸道感染引起扁桃体炎、咽炎等，皮肤感染者少见。A 群乙型溶血性链球菌可通过其表面的 M 蛋白进一步分型，各亚型菌株的毒性不同，能引起肾小球肾炎的菌株称为致肾炎菌株。另外，致肾炎菌株又可进一步细分为主要引起咽炎和主要引起皮肤感染的菌株。与咽炎最相关的类型是 12 型，其次是 1 型、4 型和 25 型，而 49 型、2 型、42 型、56 型、57 型和 60 型则引起皮肤感染。

链球菌感染后可刺激机体产生相应抗体，如抗链球菌溶血素"O"抗体（ASO），其阳性率达 50%～80%，通常于链球菌感染后 2～3 周出现，3～5 周滴度达高峰。其滴度升高仅表示近期曾有链球菌感染，与急性肾炎的严重性无直接相关性，且经有效抗生素治疗后其阳性率也会降低。另外，由于免疫反应过程中会消耗补体 C3，故疾病早期常出现血清补体 C3 的明显下降，于 6～8 周后恢复正常。此规律性变化也是本病的典型表现。

原发性肾小球疾病常由免疫机制引起，抗原－抗体反应是导致肾小球损伤和病变的最主要原因。有关抗原分为内源性和外源性两大类。内源性抗原包括肾小球性抗原（肾小球基膜抗原，足细胞、内皮细胞和系膜细胞的膜抗原等）和非肾小球性抗原（DNA、核抗原、免疫球蛋白、肿瘤抗原等）；外源性抗原包括细菌、病毒、寄生虫、真菌等生物性病原体的成分和药物、异种血清、外源性凝集素等。

免疫反应引起肾小球损伤主要通过两种机制。

1. 循环免疫复合物沉积：导致循环免疫复合物性肾炎

非肾小球性或外源性可溶性抗原刺激机体产生相应的抗体，抗体与抗原结合后形成的免疫复合物随血液流经肾脏，沉积于肾小球，并常与补体结合，引起肾小球病变。循环免疫复合物是否沉积以及沉积的部位与免疫复合物分子的大小和其携带的电荷有关。常沉积于：①基膜与足细胞之间，形成上皮下沉积物；②内皮细胞与基膜之间，形成内皮下沉积物；③系膜区。

免疫复合物在电镜下表现为高电子密度的沉积物。免疫荧光检查时沉积物内的Ig 或补体常显示为颗粒状沉积物。

2. 原位免疫复合物沉积：导致原位免疫复合物性肾炎

血液中的抗体直接与肾小球本身的抗原成分或经血液循环植入肾小球的抗原发生反应，在肾小球内形成原位免疫复合物，引起肾小球病变。免疫复合物形成引起的肾炎有以下 3 种。

（1）抗肾小球基膜肾炎：这是一种自身免疫性疾病，由抗肾小球基膜的自身抗体引起。肾小球基膜抗原的形成可能是由于基膜结构的改变，或者由于病原体成分与肾小球基膜成分具有共同抗原性而引起交叉免疫反应。抗体沿肾小球基膜沉积，免疫荧光检查显示特征性的连续的线性荧光。

（2）Heymann 肾炎：Heymann 肾炎是研究人类原发性膜性肾小球疾病的经典动物模型。该模型以近曲小管刷状缘成分为抗原免疫大鼠，使大鼠产生抗体，抗体与位于脏层上皮细胞基底侧小凹细胞膜外表面的抗原复合物反应后引起与人膜性肾小球病相似的病变。该抗体与肾小管刷状缘具有免疫交叉反应性。免疫复合物形成典型的上皮下沉积物。免疫荧光检查为上皮下弥漫分布的颗粒状荧光。目前，与人膜性肾小球病相关的抗原尚未被确定。

（3）抗体与植入抗原反应引起肾炎：植入性抗原可以是内源性或外源性的非肾小球抗原，随血液流经肾脏时，通过与肾小球成分的结合而植入肾小球内。机体产生的抗体与抗原反应后引起肾炎。免疫荧光检查显示散在的颗粒状荧光。

除以上两种机制外，细胞免疫可能是未发现抗体反应的肾炎发病的主要机制，有证据表明细胞免疫产生的致敏 T 淋巴细胞可以致肾小球损伤，引起细胞介导的免疫性肾小球肾炎。

抗原 - 抗体免疫复合物形成后，需要有多种炎症介质的参与才能引起肾小球损伤和各种类型肾小球疾病。

1. 激活补体　产生 C5a 等趋化因子，引起中性粒细胞和单核细胞浸润。中性粒细胞释放蛋白酶、氧自由基和花生四烯酸代谢产物等介质发挥作用。蛋白酶使肾小球基膜降解，氧自由基引起细胞损伤，花生四烯酸代谢产物使肾小球滤过率降低。补体 C5 ~ C9 构成的膜攻击复合物可引起上皮细胞剥脱，刺激系膜细胞和上皮细胞分泌损伤性化学介质。膜攻击复合物还可上调上皮细胞表面的转化生长因子受体的表达，使细胞外基质合成过度、肾小球基膜增厚。

2. 抗肾小球细胞抗体的作用　通过抗体依赖的细胞毒反应等机制诱发病变。抗系膜细胞抗原的抗体造成系膜溶解，并使系膜细胞增生；抗内皮细胞抗原的抗体引起内皮细胞损伤和血栓形成；抗脏层上皮细胞糖蛋白抗体引起的损伤可导致蛋白尿等。

3. 引起肾小球损伤的介质　浸润和聚集到肾小球的单核细胞、巨噬细胞、血小板以及肾小球的固有细胞等，被激活时释放大量生物活性物质和多种炎症介质，促进肾小球的炎症改变（图 9-2）。

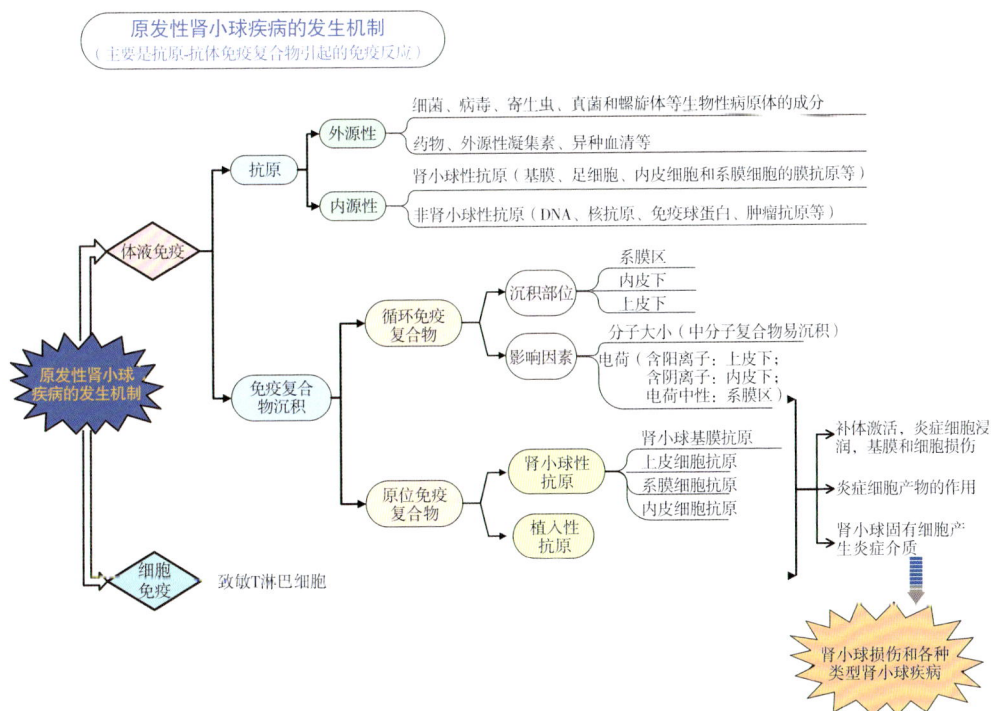

图 9-2　原发性肾小球疾病的发生机制

【点评】

　　该病例带来以下几点重要提示：①急性弥漫性增生性肾小球肾炎患者常有 A 群乙型溶血性链球菌感染的前驱病史。A 群乙型溶血性链球菌的传播途径以呼吸道为主，还有皮肤伤口直接接触和医源性感染等。因此，临床接诊时，医师需认真询问相关病史，并进行全面仔细的体格检查。② A 群乙型溶血性链球菌感染引起肾小球肾炎的机制为抗原 - 抗体复合物引起的免疫反应。除可引起肾小球的病变外，A 群乙型溶血性链球菌的感染也可能导致风湿病等的发生，患者会出现相应症状。已有病例报道，患者同时出现肾小球肾炎和风湿性心脏病的症状，临床需对此类患者多加注意。

（易晓佳　赵　波　李　昭）

案例 2

【病史简介】

　　患者，女，33 岁。因"泡沫尿 1 年，眼睑及双下肢水肿半月"入院。患者于 1 年前发现小便尿液内泡沫较多，余无异常，故未予重视，未进行诊治。半个月前无明显诱因出现眼睑及双下肢水肿，尿量无明显变化，无肉眼血尿、尿频、尿急、尿痛，无发热、头痛、胸闷、胸痛，无咳嗽、咳痰，无腹痛、腹泻，无关节疼痛。到当地中医院就诊，生化结果：总蛋白 47.7 g/L，白蛋白 28.2 g/L，尿素氮 4.4 mmol/L，肌酐 73.0 μmol/L。尿液分析：隐血 1+，蛋白质 3+，红细胞 1+。泌尿系统超声：双肾、输尿管、膀胱未见明显异常。予"呋塞米、输注蛋白"等对症治疗，但症状未见明显好转，为进一步诊治，收住院。自患病以来，患者精神一般，饮食、睡眠尚可，小便如上，大便正常，自述近 1 个月体重增加 3 kg。患者平素体健，否认高血压病、糖尿病等慢性病史。否认肝炎、结核病等传染病史。预防接种史不详。无食物、药物过敏史。否认外伤、手术、输血史。家族中无特殊遗传病史可查。

【体格检查】

　　体温 36.5 ℃，脉搏 85 次 /min，血压 150/90 mmHg，呼吸 18 次 /min。发育正常，营养中等，意识清楚，体格检查合作。全身浅表淋巴结未及增大，全身皮肤黏膜无黄染，未见瘀点、瘀斑。双侧眼睑轻度水肿。口唇无发绀，咽部黏膜充血，扁桃体无增大。颈部对称、软，颈静脉无怒张，气管居中，甲状腺无增大，无压痛，未扪及包块。

胸廓对称、无畸形，呼吸 18 次 /min，双侧呼吸动度正常，语音震颤无增强及减弱，双肺叩诊呈清音，呼吸音清晰，未闻及干、湿啰音，无胸膜摩擦音。心前区无隆起，心浊音界无扩大，心率 85 次 /min，心律齐，各瓣膜听诊区未闻及杂音，无心包摩擦音。腹部平坦、柔软，无压痛、反跳痛，肝脾未触及，肝颈静脉回流征（ – ），墨菲征（ – ）。肝肾区无叩击痛，移动性浊音（ – ）。肠鸣音正常。脊柱四肢无畸形，关节活动度正常，双下肢中度凹陷性水肿，无静脉曲张。四肢肌力及肌张力正常，生理反射存在，病理反射未引出。

【实验室检查】

实验室检查结果见表 9-2。

表 9-2　实验室检查结果

检查项目	结果	正常值
白细胞	8.86×10^9/L	（4 ~ 10）$\times 10^9$/L
中性粒细胞	57.10%	50% ~ 75%
淋巴细胞	29.70%	20% ~ 40%
红细胞	4.73×10^{12}/L	（3.5 ~ 5.0）$\times 10^{12}$/L
血小板	175×10^9/L	（100 ~ 300）$\times 10^9$/L
血红蛋白	133 g/L	110 ~ 150 g/L
总蛋白	39.2 g/L ↓	60 ~ 80 g/L
白蛋白	21.7 g/L ↓	40 ~ 55 g/L
球蛋白	17.5 g/L ↓	20 ~ 30 g/L
白蛋白 / 球蛋白	1.24 ↓	1.5 ~ 2.5 : 1
总胆固醇	7.81 mmol/L ↑	< 5.2 mmol/L
三酰甘油	2.15 mmol/L ↑	0.56 ~ 1.7 mmol/L
高密度脂蛋白胆固醇	1.82 mmol/L	1.03 ~ 2.07 mmol/L
低密度脂蛋白胆固醇	3.87 mmol/L ↑	≤ 3.40 mmol/L
葡萄糖	4.43 mmol/L	3.9 ~ 6.1 mmol/L
肌酐	79.4 μmol/L	44 ~ 97 μmol/L
尿素氮	4.5 μmol/L	3.2 ~ 7.1 μmol/L
IgG	4.49 g/L ↓	7.0 ~ 16.6 g/L
补体 C3	0.78 g/L ↓	0.8 ~ 1.5 g/L
抗链球菌溶血素 "O"	80.00 U/mL	0 ~ 116 U/mL

续表

检查项目	结果	正常值
尿液检查		
白细胞	—	0 ~ 10/μL
红细胞	13/μL ↑	0 ~ 5/μL
隐血	2+ ↑	阴性
尿蛋白	4+ ↑	阴性
尿量	1900 mL/24 h	1000 ~ 2000 mL/24 h
24 h 尿蛋白定量	9240 mg/24 h ↑	0 ~ 80 mg/24 h
尿 IgG	55.60 mg/dL ↑	0 ~ 1.75 mg/dL
尿微量白蛋白	732.00 mg/dL ↑	0 ~ 1.9 mg/dL

【辅助检查】

胸部 X 线片：未见明显异常。肾脏 B 型超声：双肾形态大小正常。肾脏穿刺活检病理结果：① HE 和 PAS 染色示部分肾小球的毛细血管丛出现节段性硬化（图 9-3、图 9-4）。②免疫荧光检查在病变区域见一定量 IgM 沉积（图 9-5），IgA、IgG、补体 C3 均为阴性。③电镜观察示肾小球内系膜基质增多，基膜塌陷，毛细血管腔狭窄，脏层上皮细胞足突广泛融合，微绒毛增多（图 9-6）。

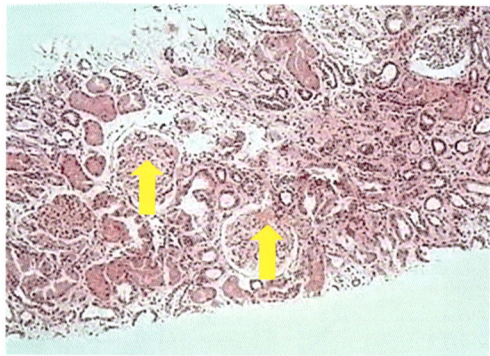

图 9-3　HE 染色

部分肾小球毛细血管丛节段性硬化

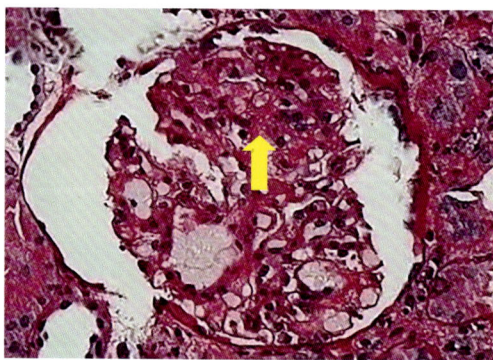

图 9-4　PAS 染色

肾小球毛细血管丛节段性硬化

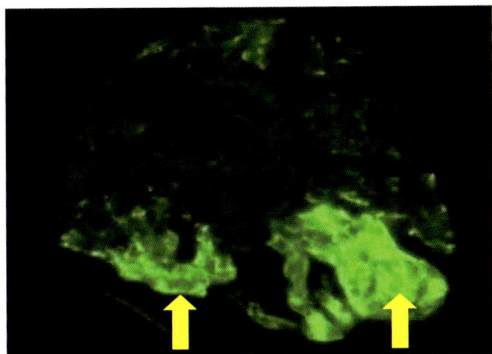

图 9-5　免疫荧光

肾小球局部病变区域 IgM 阳性

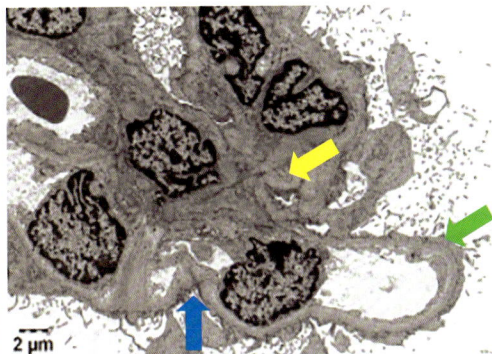

图 9-6　电镜

肾小球内系膜基质增多（黄色箭头），基膜塌陷（蓝色箭头），脏层上皮细胞足突广泛融合、微绒毛增多（绿色箭头）

【思考题】

1. 请根据患者的病例资料，对患者疾病进行初步诊断并列举诊断依据。

2. 临床上导致原发性肾病综合征常见的肾小球疾病类型有哪些？简述患者疾病的主要病理特点。

参考答案

【分析与讨论】

肾病综合征是一种以大量蛋白尿、低白蛋白血症、水肿、高脂血症（"三高一低"）为主要表现的临床综合征。其中尿蛋白定量＞ 3.5 g/24 h、血清白蛋白＜ 30 g/L 为诊断肾病综合征的必要条件。

（1）大量蛋白尿：24 h 尿蛋白＞ 3.5 g 即可定义为大量蛋白尿，其发生机制为肾小球滤过膜的屏障作用（尤其是电荷屏障）受损，致使原尿中蛋白含量增多（以白蛋白为主），当其增多明显超过近曲小管重吸收量时，形成大量蛋白尿。在此基础上，各类增加肾小球内压力和导致高灌注、高滤过的因素（如高血压、高蛋白饮食或大量输注血浆蛋白）均可加重尿蛋白的排出。

（2）低白蛋白血症：主要为大量白蛋白从尿中丢失所致，同时近端肾小管摄取滤过蛋白增多，也使肾小管分解蛋白增加，当肝脏代偿性合成白蛋白不足以克服丢失和分解时就出现低蛋白血症。此外，胃肠道黏膜水肿导致蛋白质摄入与吸收减少等因素也是加重低白蛋白血症的原因。除白蛋白外，血浆中的某些免疫球蛋白和补体成分如 IgG、补体等也可能减少，尤其是肾小球病理改变严重，大量蛋白尿和非选择性蛋白尿时更为显著。

（3）水肿：低白蛋白血症引起血浆胶体渗透压下降，使血液水分进入组织间隙，是造成肾病综合征水肿的主要原因。此外，部分患者有效循环血容量不足，肾小球灌注减少，激活肾素 - 血管紧张素 - 醛固酮系统，促进钠水潴留。

肾病综合征的水肿是重力依赖性水肿，通常最早出现的是晨起眼睑周围水肿，以后逐渐遍及全身，呈凹陷性，严重者可伴有腹腔积液或胸腔积液。

（4）高脂血症：患者表现为高胆固醇血症和（或）高甘油三酯血症，并可伴有低密度脂蛋白、极低密度脂蛋白及脂蛋白 a 的升高，高密度脂蛋白正常或降低。其发生与低蛋白血症刺激肝脏代偿性地增加脂蛋白合成以及脂蛋白分解减少有关（图 9-7）。

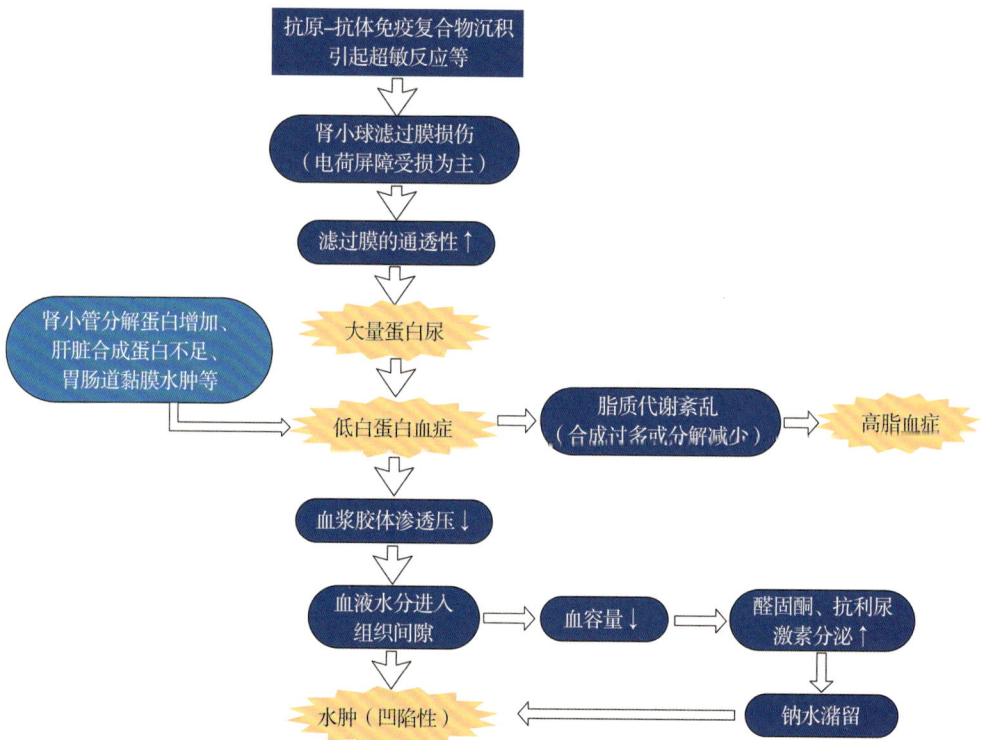

图 9-7　肾病综合征的临床表现及其发病机制

肾病综合征患者对感染的易感性增加，由于蛋白尿时除了丢失白蛋白外，还会同时丢失 Ig 和补体等，导致患者抵抗力低下，会增加感染的风险。另外，临床还需要注意肾病综合征患者可能同时存在血栓性疾病，患者发生静脉或动脉血栓的风险增加，尤其是肾静脉血栓形成的风险最高。肾病综合征的血栓形成风险与低白蛋白血症的程度呈正相关。血液高凝状态的原因主要是大量蛋白尿时导致血液中抗凝血酶和纤溶酶原等的丢失。另外，低白蛋白血症触发肝脏对凝血因子如因子 V 和Ⅷ的合成增加。

肾病综合征的预后取决于肾小球疾病的病理类型、疾病严重程度、有无并发症、是否复发及用药的疗效。一般而言，微小病变性肾小球病和轻度系膜增生性肾小球肾炎预后好，膜增生性肾小球肾炎、重度系膜增生性肾炎预后差，较快进入慢性肾衰竭。过去认为局灶性节段性肾小球硬化对糖皮质激素治疗效果很差，近年研究表明 50% 的患者治疗有效，只是起效较慢，平均缓解期为 4 个月，缓解者预后好，不缓解者 6~10 年超过半数进入终末期肾病。此外，存在反复感染、血栓栓塞并发症，以及大量蛋白尿、高血压、高脂血症长期控制不良者预后较差，最终可导致肾衰竭。

慢性肾衰竭患者的治疗除了血液透析维持治疗外，更好的办法是肾脏移植。近年来，我国的器官移植手术技术有了突飞猛进的发展，手术成功率已 > 90%，器官衰竭患者因此受益，但也有很多患者因高昂的医疗费用被迫放弃器官移植。从 2015 年起，国家一直在考虑将器官移植逐步纳入医疗保险的保障范围，并于 2020 年在《国家医疗保障待遇清单（2020 年版）》的门诊待遇支付政策中把尿毒症透析、器官移植术后抗排异治疗用药等纳入医保报销范围，尤其是对低保对象、特困人员和返贫致贫人口等还有政策的倾斜。目前，许多省份也已经将器官移植费用纳入医保。此举减轻了患者的经济压力，让其可以选择器官移植的办法进行治疗，使生命得以延续，体现了国家对广大患者的关爱，更好地保障了医疗平等，促进了社会公平，同时也体现了国家对医疗服务保障工作的重视，有利于医疗保险、医疗事业等的良性发展。

【点评】

该病例带来以下重要提示：①低白蛋白血症可导致肾病综合征患者抵抗力低下，增加感染的风险。另外，其也会导致血液出现高凝状态，增加血栓性疾病的风险。临床诊疗时要注意防止这些并发症的出现。②局灶性节段性肾小球硬化是常见的肾小球疾病，也是终末期肾病的重要原因，治疗过程中要定期监测患者肾功能指标，及时发现肾功能下降的趋势，对于预防肾衰竭发生、改善患者长期预后至关重要。

（江　萍　白彝华　赵　波）

案例 3

[Abstract]

A 42-year-old man was admitted to the hospital with gross hematuria for 4 days. The patient complained of blood in his urine for the past four days. He had also been experiencing frequent urination, and pain during urination. He denied any associated fever or chills. His medical history was significant for Hodgkin disease treated with chemotherapy (including Cytoxan) when he was a teenager. He denied any recent history of urinary tract infections or trauma. He had a history of smoking for 20 years. He occasionally drinked alcohol but denied any history of substance abuse.

[Physical examination]

The patient's body temperature was 36.5 °C, pulse rate was 82 beats/minute, blood pressure was 130/81 mmHg, respiratory rate was 19 breaths/minute. Physical examination of the heart and lung did not reveal abnormalities. The abdomen was soft, nondistended, and nontender without masses or organomegaly. There was no percussion pain in either kidney, tenderness in the bilateral ureters, turgor in the suprapubic bladder. External genitals were normal for an adult male, and no secretion in the orificium urethrae externum.

[Laboratory tests]

The laboratory test results are shown in table 9-3.

Table 9-3　The laboratory test results

Items of examination	Measure value	Normal range
Routine urine test		
Red blood cell（RBC）	40 ~ 45 cells/HPF ↑	0 ~ 3 cells/HPF
White blood cell（WBC）	15 ~ 25 cells/HPF ↑	0 ~ 5 cells/HPF
Quantification of WBC	150.50/μL ↑	0 ~ 10/μL
Quantification of RBC	532.40/μL ↑	0 ~ 5/μL

Urine cytology showed atypical cytology composed of groups of urothelial cells with enlarged, hyperchromatic nuclei.

[Auxiliary examination]

Ultrasonography revealed no obvious abnormalities in the kidneys, ureters, and prostate. There were multiple solid nonhomogeneous hypoechoic occupying lesions on the right wall of the bladder. The range was approximately 2.5 cm × 1.8 cm. Its base was not clearly separated from the bladder wall (mostly bladder Ca) (Figure 9-8).

Cystoscopy revealed a mass with wide base on the right posterior wall of the bladder. The diameter was approximately 2.8 cm with (Figure 9-9).

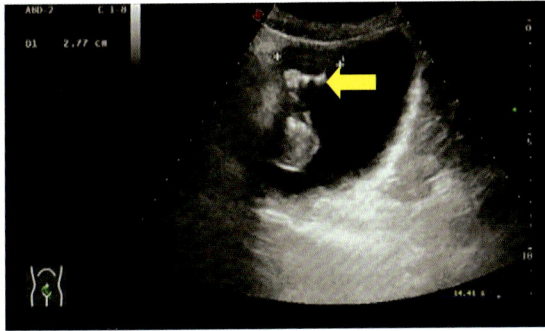

Figure 9-8　Nonhomgeneous hypoechoic occupying lesions on the right wall of the bladder

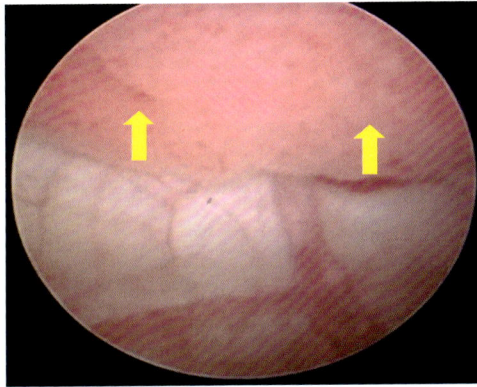

Figure 9-9　A mass with wide base on the right posterior wall of the bladder

[Clinical diagnosis]

Bladder space-occupying lesions, suspected to be bladder carcinoma.

[Treatment]

Total radical bladder resection and ileal conduit reconstruction was performed. Post-operation the patient was given symptomatic treatment for infection prevention and nutritional support.

[Pathological results]

Gross morphology: One whole bladder (8 cm × 7 cm × 3 cm). A bump of 3 cm × 2.5 cm × 2 cm was found in the bladder cavity. The mass had a sessile, cauliflower-like appearance, with a necrotic and ulcerated surface. The cut surfaces are gray and white.

Histological examination revealed that the tumors were characterized by a few papillary configurations, crowded cells with enlarged, hyperchromatic nuclei. The cell masses formed groups, and atypia and mitosis were abundant. Groups of atypical cells extended into the lamina propria and muscularis (Figure 9-10).

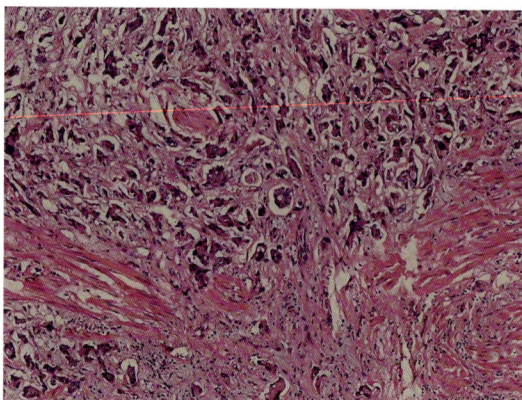

Figure 9-10　Pleomorphic tumor cells invading the muscularis propria

Questions

1. Combined with the patient's medical history, laboratory test results, and pathological results, what diagnosis do you think is accurate for the patient?

2. Please describe the etiology and occurrence mechanism of bladder carcinoma briefly,

参考答案

（江　萍　易晓佳　李　昭）

参考文献

［1］步宏，李一雷.病理学 [M]. 9 版.北京：人民卫生出版社，2018.

［2］葛均波，徐永健，王辰.内科学 [M]. 9 版.北京：人民卫生出版社，2018.

［3］国家医疗保障局.《国家医疗保障待遇清单（2020 年版）》[EB/OL]. http://www. nhsa.gov.cn/ art/2021/8/10/art_53_5768.html.

［4］FIORETTI M, NAPODANO S, PATTI M, et al. Poststreptococcal glomerulonephritis and rheumatic fever: two faces of the same coin[J]. Eur Rev Med Pharmacol Sci, 2013, 17:1139-1140.

［5］KHANNA R. Clinical presentation & management of glomerular diseases: hematuria, nephritic & nephrotic syndrome[J]. Mo Med, 2011, 108(1):33-36.

［6］RODRIGUEZ-BALLESTAS E, REID-ADAM J. Nephrotic Syndrome[J]. Pediatr Rev, 2022, 43(2):87-99.

［7］SATOSKAR A A, PARIKH S V, NADASDY T. Epidemiology, pathogenesis, treatment and outcomes of infection-associated glomerulonephritis[J]. Nat Rev Nephrol, 2020, 16(1):32-50.

［8］SATTAR H A. Fundamentals of pathology: medical course and step 1 review [M]. Pathoma LLC, 2018.

［9］SHARIAT S F. Bladder cancer: the curious case of a not so rare disease [J]. Curr Opin Urol, 2014, 24(5):483-486.

［10］VANDEVOORDE R G. Acute Poststreptococcal glomerulonephritis: the most common acute glomerulonephritis[J]. Pediatr Rev, 2015, 36:3-13.

［11］ZABALA RAMIREZ M J, STEIN E J, JAIN K. Nephrotic syndrome for the internist [J]. Med Clin North Am, 2023, 107(4):727-737.

第十章

生殖系统和乳腺疾病

案例 1

【病史简介】

患者，女，42 岁，因"阴道排液 2 月，同房后阴道流血 1 月余"入院。患者近 2 月无明显诱因出现阴道分泌物增多，色白，每天用卫生护垫 2～3 片，无明显异味，无腹痛等，未行诊治。1 月前出现同房后阴道流血，量少，每天约 1/3 片卫生巾，持续 1 天可自行缓解，无发热、腹痛及腰骶部疼痛等不适。患者自发病以来精神状态一般，饮食、睡眠、大便、小便正常，体重无明显变化。否认高血压病、糖尿病、冠心病病史。否认肝炎、结核、伤寒等传染病病史。预防接种史不详。无药物及食物过敏史。否认手术、外伤、输血史。家族中无特殊遗传病史可查。既往月经规律，12 岁初潮，5～6 天 /30 天，经量中等，无痛经。25 岁结婚，足月产 1，早产 0，流产 0，存活 1。

【体格检查】

体温 37.0 ℃，脉搏 70 次 /min，血压 113/79 mmHg，呼吸 20 次 /min。一般情况可，意识清楚，步入病房。发育正常，营养中等，自主体位，对答切题，体格检查合作。全身皮肤黏膜未见出血点、黄染，睑结膜无苍白，全身浅表淋巴结未触及增大，甲状腺不大。双肺呼吸音清晰，未闻及干、湿啰音及胸膜摩擦音。心界不大，心率 70 次 /min，心律齐，各瓣膜区未闻及病理性杂音，无心包摩擦音。腹平软，无压痛，肝脾肋下未触及，移动性浊音（–）。双下肢无水肿。脊柱四肢未见畸形，生理反射存在，病理反射未引出。

妇科检查结果如下。外阴：已婚已产式，阴毛分布正常，大小阴唇无红肿。阴道：通畅，黏膜光滑，见少量淡黄色分泌物。宫颈：宫颈口可见一菜花样肿物，大小约

3 cm × 2 cm × 2 cm，质脆，触血（＋）。子宫体：前位，正常大小，活动可，无压痛。宫旁：双侧软。宫骶韧带：软。双附件区：无压痛，未扪及包块及增厚。肛门及直肠：黏膜光滑，指套退出无血染。

【实验室检查】

实验室检查结果见表 10-1。

表 10-1　实验室检查结果

检查项目	结果	正常值
白细胞	4.88×10^9/L	（ 4 ~ 10 ）$\times 10^9$/L
中性粒细胞	60.5%	50% ~ 75%
淋巴细胞	27.6%	20% ~ 40%
红细胞	4.25×10^{12}/L	（ 4 ~ 5.5 ）$\times 10^{12}$/L
血小板	265×10^9/L	（ 100 ~ 300 ）$\times 10^9$/L
血红蛋白	143 g/L	120 ~ 160 g/L
甲胎蛋白	4.50 µg/L	< 25 µg/L
癌胚抗原	33.25 µg/L ↑	< 5 µg/L
癌抗原 125	18.53 kU/L	< 35 kU/L
糖链抗原 199	97.35 kU/L ↑	< 37 kU/L
人附睾蛋白 4	35.2 pmol/L	< 90 pmol/L
鳞状上皮细胞癌抗原	3.1 µg/L ↑	< 1.5 µg/L

【辅助检查】

盆腔 MRI：子宫呈前倾位，宫颈体积增大并右侧壁包块，包块大小约 3.0 cm × 2.0 cm × 1.6 cm（图 10-1），突入阴道上段，与直肠、膀胱间脂肪间隙清晰存在，盆腔未见明显增大淋巴结。液基薄层细胞学检查：细胞多形性及异型性明显，核型不规则，染色质分布不均、核浆比升高、倒置。活体组织病理学检查：肿瘤细胞呈巢状、片状分布，浸润性生长（图 10-2），肿瘤细胞胞质丰富，核大不规则，深染。免疫组织化学：p16（＋）、Ki67（＋）、CK5/6（＋）、p40（＋）（图 10-3、图 10-4）。人乳头状瘤病毒（HPV）检测：HPV DNA 16 型（＋）。

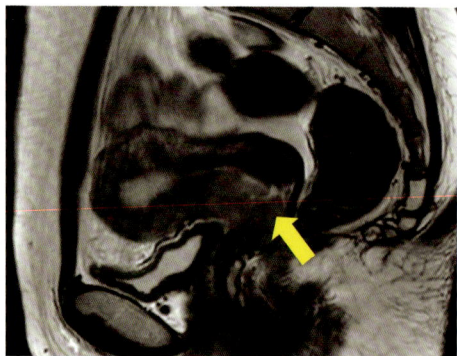

图 10-1　MRI 影像

宫颈右侧壁包块

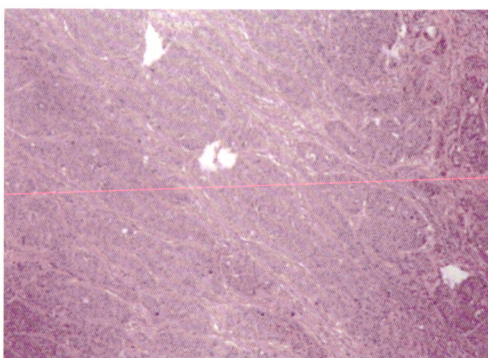

图 10-2　HE 染色

肿瘤细胞呈巢状、片状分布，浸润性生长

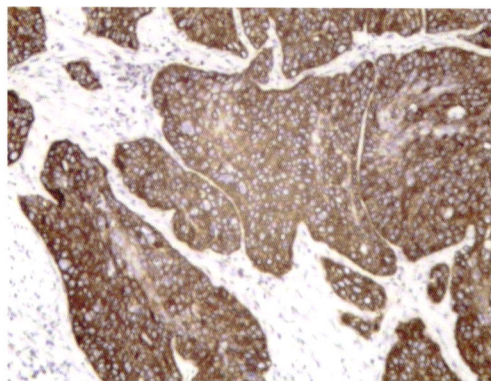

图 10-3　免疫组织化学检查

肿瘤细胞的胞质 CK5/6 呈强阳性表达

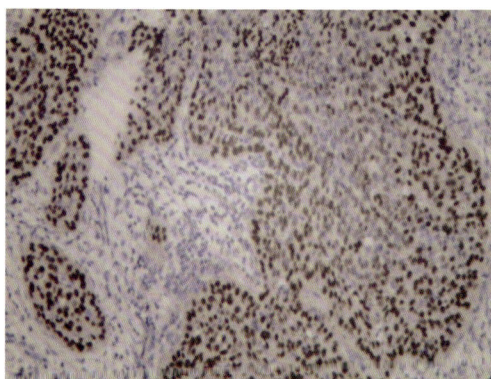

图 10-4　免疫组织化学检查

肿瘤细胞的胞核 p40 呈阳性表达

【思考题】

1. 根据患者的病例资料，患者可能患有何种疾病？
2. 简述宫颈鳞状细胞癌的发生、发展过程。
3. 简述宫颈癌的大体形态分型及组织学分型。

参考答案

【分析与讨论】

宫颈癌是女性生殖系统最常见的恶性肿瘤之一，好发部位为宫颈外口鳞状上皮与柱状上皮交界处，高发年龄为 30～60 岁，近年来有年轻的趋势。其发病率和死亡率在全球女性恶性肿瘤中均居第 4 位，2020 年，我国宫颈癌新发病例近 11 万，死亡病例近 6 万，严重威胁女性健康。

HPV 感染是宫颈癌的主要危险因素，尤其是 HPV-16、HPV-18、HPV-31、

HPV-33、HPV-58 等与宫颈癌发生密切相关。此外，宫颈癌的发生与早婚、多产、宫颈裂伤、局部卫生不良、包皮垢刺激、性生活过早和性生活紊乱等多种因素有关。

早期宫颈癌常无明显症状和体征，病变进展后可出现以下表现：

（1）阴道流血，常表现为接触性出血，一般发生在性生活中、妇科检查后阴道流血。也可表现为不规则阴道流血，如非月经期阴道流血，或经期延长、经量增多等症状，老年患者常表现为绝经后不规则阴道流血。

（2）阴道排液：患者常主诉阴道分泌物增多，最初量不多，呈白色或淡黄色，无臭味。随着癌组织破溃和继发感染，阴道可排出大量米泔样、脓性或脓血性液体，伴恶臭。

（3）晚期症状：癌细胞累及周围组织和神经，如盆腔神经、坐骨神经等，出现下腹部、腰骶部疼痛；当癌肿压迫或累及输尿管时，引起输尿管梗阻，肾盂积水，出现腰痛等症状；也可出现阴道膀胱瘘和阴道直肠瘘。晚期可出现发热、贫血、恶病质等全身衰竭症状。

由于宫颈癌患者在早期多无明显症状和体征，宫颈外观可以表现为正常或类似炎症改变，易被忽略而漏诊或误诊，故定期进行体检筛查尤为重要。宫颈癌筛查主要采取"三阶梯"程序，包括宫颈细胞学检查和 HPV 检测、阴道镜检查、组织病理学检查。其中，HPV DNA 检测由于敏感性和特异性高、检测简单且更具成本效益，可作为首选的初筛方法。根据患者的病史和临床表现，尤其有接触性阴道出血者，通过"三阶梯"筛查程序，结合妇科检查、影像学检查及肿瘤标志物检测，可以明确诊断。

宫颈癌的治疗方法是采用手术、放疗及化疗，根据具体情况配合应用。医师应根据患者临床分期、年龄、全身情况等综合考虑，重视首次治疗及个体化治疗，选用适宜措施，制订治疗方案（图 10-5）。

自 2009 年起我国启动全国农村妇女"两癌"（宫颈癌、乳腺癌）免费检查项目，并将其纳入国家重大公共卫生服务项目实施及管理，有效降低宫颈癌的发病率和死亡率。但是由于我国人口基数大，宫颈癌年新增病例和死亡病例占全球的 1/6，疾病负担较重，其中近 60% 的病例来自农村地区，且宫颈癌正呈年轻化趋势发展，其防治形势仍不容乐观。2018 年，WHO 宣布实施全球消除宫颈癌行动，2020 年，发布实施"加速消除宫颈癌全球战略"。2023 年国家卫生健康委员会等 10 部门联合印发《加速消除宫颈癌行动计划（2023—2030 年）》，要求进一步完善宫颈癌防治服务体系，提高综合防治能力，通过接种 HPV 疫苗、筛查、治疗等三级预防措施有效防控并最终实现消除宫颈癌。

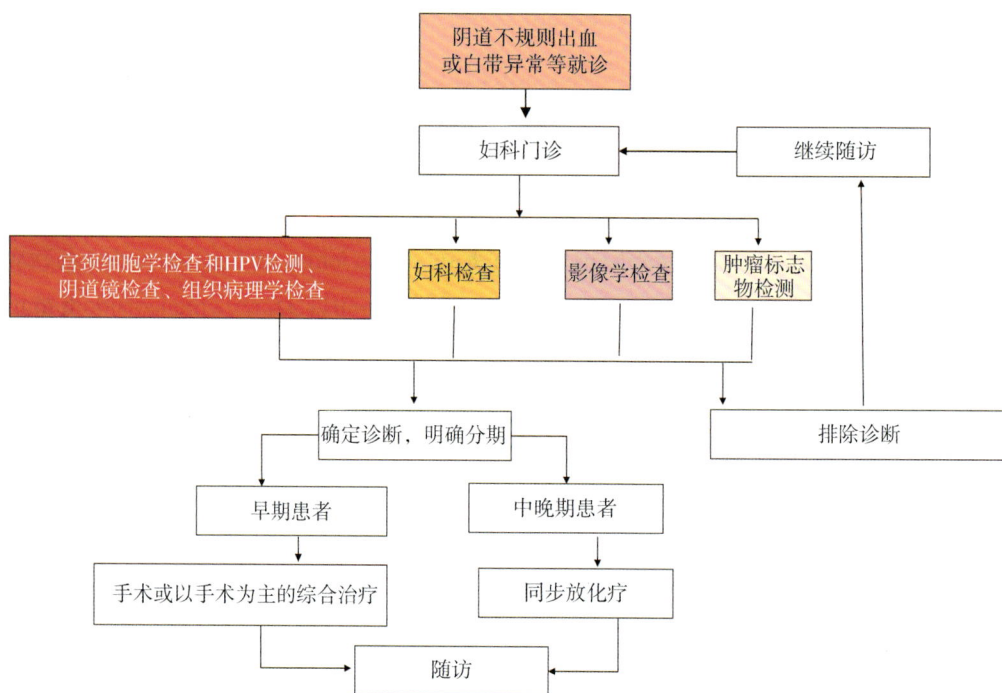

图 10-5　宫颈癌诊断与治疗流程

【点评】

　　该病例带来以下几点重要提示：①宫颈癌的发生、发展是一个漫长的过程，宫颈癌早期症状和体征不明显，定期进行体检筛查，能尽早发现癌前病变，防止发展为癌。另外，在出现相关症状时要重视，及时到医院进行检查和诊断，将有助于后续治疗的推进。②虽然宫颈癌危害大，但其也是一种可以预防的癌症。其主要病因比较明确，即高危型 HPV 的持续感染，养成良好的个人卫生习惯，接种 HPV 疫苗，可以有效地预防宫颈癌的发生。

（叶　宏　武金玉　严志玲）

案例 2

【病史简介】

　　患者，女，64 岁，因"腹胀 1 月余，发现盆腔肿物 1 天"就诊。患者于 1 个月前无明显诱因出现下腹胀，未予重视，之后腹胀逐渐加重，并出现恶心、乏力、进食量减少，无明显腹痛、呕吐，无发热、头晕、头痛，无咳嗽、咳痰、胸闷、呼吸困难，无尿急、尿频等不适。入院前 1 天在当地医院就诊，行 B 型超声检查示：右侧附件区囊性包块（大小 14 cm×12.1 cm），建议上级医院就诊。我院门诊以"盆腔肿物"收住院。患者自发病以来，精神稍差，食欲不佳，大便、小便正常，体重减轻 2 kg。否认高血压病、糖尿病、冠心病病史。否认肝炎、结核、伤寒等传染病病史。预防接种史不详。无药物及食物过敏史。否认手术、外伤、输血史。否认激素服用史。否认同房流血史。母亲因"乳腺癌"去世。既往月经规律，13 岁初潮，4～5 天 /28～30 天，经量中等，颜色正常，无血块、无痛经，50 岁绝经。22 岁结婚，足月产 2，早产 0，流产 1，存活 2。

【体格检查】

体温 36.5 ℃，脉搏 79 次 /min，血压 125/79 mmHg，呼吸 20 次 /min。一般情况可，步入病房。发育正常，营养中等，慢性病容，意识清楚，自主体位，体格检查合作。全身皮肤黏膜无黄染，浅表淋巴结未及增大。心肺检查未发现异常。腹部稍膨隆，无明显压痛，肝脾肋下未触及，肠鸣音正常，移动性浊音（－）。双下肢无水肿。脊柱四肢未见畸形，生理反射存在，病理反射未引出。

妇科检查结果如下。外阴：已婚已产式，阴毛分布正常，大小阴唇无红肿。阴道：通畅，黏膜光滑。子宫颈：萎缩，表面光滑，未见赘生物。子宫体：萎缩。宫旁：软。宫骶韧带：软。右侧附件区触及较大包块，直径约 15 cm，质地中等，无压痛，活动可，左附件区未触及异常。肛门及直肠：直肠黏膜光滑，指套退出无血染。

【实验室检查】

实验室检查结果见表 10-2。

表 10-2　实验室检查结果

检查项目	结果	正常值
白细胞	$5.95×10^9$/L	（4～10）×10^9/L
中性粒细胞	63.0%	50%～75%
淋巴细胞	30.0%	20%～40%
红细胞	$4.59×10^{12}$/L	（4～5.5）×10^{12}/L
血小板	$265×10^9$/L	（100～300）×10^9/L
血红蛋白	148 g/L	120～160 g/L
甲胎蛋白	2.82 μg/L	＜25 μg/L
癌胚抗原	0.8 μg/L	＜5 μg/L

续表

检查项目	结果	正常值
癌抗原 125	146 kU/L ↑	< 35 kU/L
糖链抗原 199	98 kU/L ↑	< 37 kU/L
人附睾蛋白 4	159 pmol/L ↑	< 90 pmol/L
鳞状上皮细胞癌抗原	0.5 μg/L	< 1.5 μg/L

【辅助检查】

盆腔 MRI：右侧下腹盆腔见不规则囊实性占位病灶，大小约 12 cm × 9.3 cm × 13.7 cm（图 10-6），T_1WI 呈等 / 低信号，T_2WI 呈高信号，其内信号不均匀。左侧附件区未见异常。直肠壁未见异常增厚，肠周脂肪间隙清晰。膀胱充盈欠佳，未见确切充盈征象。盆腔内未见异常增大淋巴结。盆腔增强 CT：盆腔内见一巨大囊实性包块（图 10-7），大小约 13.1 cm × 10.2 cm × 13.7 cm，其内见多发分隔，囊壁及分隔厚薄不均，并可见大小不等的壁结节，增强后壁结节不均匀强化。膀胱受压样改变，充盈可，壁未见异常增厚，平扫增强密度均匀，腔内未见异常密度灶。盆腔内未见异常增大的淋巴结。

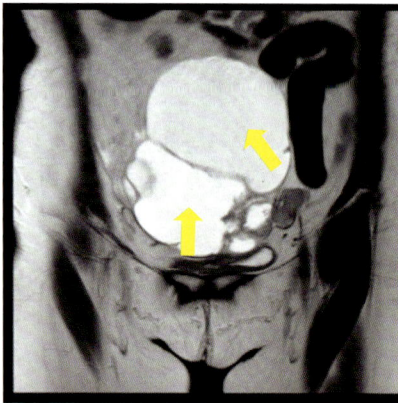

图 10-6 盆腔 MRI 影像

右侧下腹盆腔内占位病灶

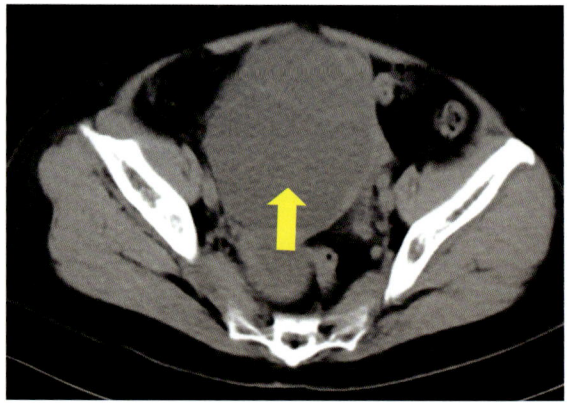

图 10-7 盆腔增强 CT 影像

盆腔内占位病灶

术后病理检查：HE 染色示肿瘤细胞呈乳头状生长，细胞层次多，异型性明显，向卵巢间质浸润（图 10-8）。免疫组织化学染色：CK7（＋）（图 10-9），Vimentin（－），Ki67（＋，约 55%），P16（＋），P53（＋），WT1（＋），NapsinA（－），ER（＋），PR（＋），CA125（＋），PAX8（＋）。

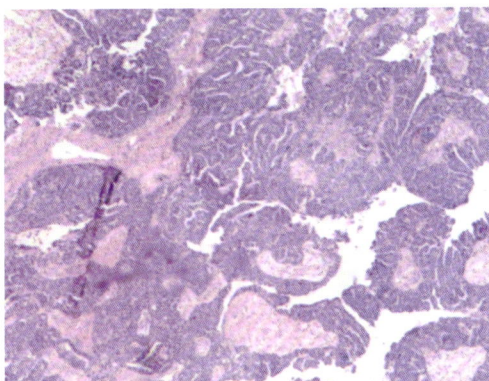

图 10-8　HE 染色

肿瘤细胞呈乳头状生长，细胞层次多，异型性明显

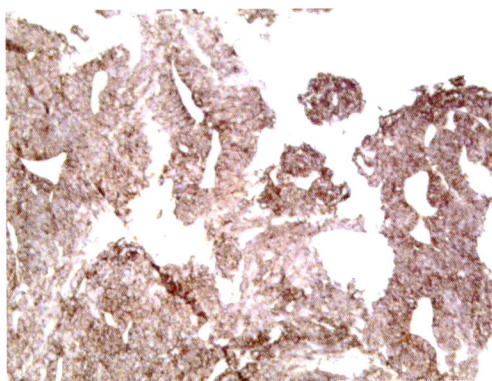

图 10-9　免疫组织化学检查

肿瘤细胞的胞膜和胞质 CK7（＋）

【思考题】

1. 结合患者病史及以上检查，你认为患者的诊断可考虑什么？
2. 试述卵巢良恶性肿瘤的区别。
3. 试述卵巢癌的主要病理类型。

参考答案

【分析与讨论】

　　卵巢癌是女性生殖器官常见的肿瘤之一，可发生于任何年龄，不同组织学类型肿瘤的好发年龄段不同，如生殖细胞肿瘤最常见于 20 岁以下女性，上皮性肿瘤好发于中老年女性，总体而言，卵巢癌绝大多数发生在 50 岁以上女性。在我国，卵巢癌年发病率居女性生殖系统肿瘤第 3 位，位于宫颈癌和子宫内膜癌之后，呈逐年上升的趋势，总 5 年生存率为 25%～30%，其死亡率居妇科恶性肿瘤的首位，是严重威胁女性健康的恶性肿瘤。

　　卵巢癌的发病原因尚不明确，可能与生育、生殖内分泌、遗传等多种因素有关。卵巢癌危险因素有未产、不孕，而多次妊娠哺乳和口服避孕药有保护作用。应用促排卵药物可增加发生卵巢肿瘤的危险性。卵巢癌具有一定的遗传性和家族聚集特征，目前已知与卵巢癌相关的遗传易感基因约有 20 个，其中以乳腺癌易感基因 *BRCA* 影响最为显著。有 10%～15% 的卵巢癌患者可检测到 *BRCA1* 或 *BRCA2* 基因的胚系突变，而高级别浆液性癌者携带的突变比例更高。携带 *BRCA1* 或 *BRCA2* 基因胚系突变妇女的卵巢癌的终身发病风险分别为 39%～46% 和 12%～20%，乳腺癌发病风险为 65%～74%，被称为遗传性乳腺癌 - 卵巢癌综合征。

早期卵巢癌患者常无症状，部分患者可在体检时发现。随着病情进展，多数中晚期患者因包块增大或盆腹腔积液增多而出现相应症状，主要表现为下腹不适、腹胀、食欲下降等。部分患者表现为短期内腹围迅速增大，伴有乏力、消瘦等症状。当肿瘤向周围组织浸润或压迫神经时，可引起腹痛、腰痛或坐骨神经痛。肿瘤压迫膀胱和直肠可引起尿频、排尿困难，大便困难等。若肿瘤压迫盆腔静脉可出现下肢静脉回流障碍，导致下肢水肿。出现胸腔积液者可有气短、难以平卧等表现。少数患者由于肿瘤具有内分泌功能，导致子宫内膜增厚，出现不规则阴道流血或绝经后出血等情况。临床体格检查可扪及盆腔包块，多为双侧，囊实性或实性，表面凹凸不平，活动度差。三合诊检查可在直肠子宫陷凹处触及质硬结节或包块。有淋巴结转移时可在腹股沟、锁骨上等部位扪及增大的淋巴结。合并大量腹水者腹部检查时移动性浊音阳性。

怀疑卵巢癌时，可做肿瘤标志物检查，癌抗原125、人附睾蛋白4是卵巢上皮癌中应用价值最高的肿瘤标志物，可用于辅助诊断、疗效监测和复发监测。癌抗原125是最为常用的卵巢癌肿瘤标志物，尤其是浆液性癌的首选肿瘤标志物。其阳性率与肿瘤分期、组织学类型有关，晚期、浆液性癌患者的阳性率显著高于早期及非浆液性癌患者。人附睾蛋白4对卵巢癌的诊断特异性高于癌抗原125，且其表达水平不受月经周期及绝经状态的影响，在绝经前人群中诊断卵巢癌的特异性优于癌抗原125。卵巢癌的主要影像学检查方法包括超声检查（经阴道或经腹超声）、CT、MRI等，可以明确肿瘤形态、侵犯范围等，有助于定性诊断，如怀疑有邻近器官受侵和远处转移，可相应做胃肠造影检查、静脉尿路造影检查和胸部CT检查等。抽取腹腔积液等进行细胞学检查，如果发现恶性细胞，基本上也可确诊。病理组织学检查是诊断卵巢癌的金标准，从病变部位提取组织进行病理学检查，可确诊疾病。综合应用上述检查方法，可实现对卵巢癌的临床分期、术后随诊观察和治疗后疗效监测。

【点评】

该病例带来以下几点重要提示：①卵巢肿瘤是女性生殖系统常见肿瘤，由于卵巢位于盆腔深处，症状隐匿，易漏诊或误诊，女性应注意观察自己身体的变化，若出现不明原因的腹胀、腹痛、腹部隆起、腰围变粗、月经紊乱、阴道出血、消瘦等情况，应警惕并及早到医院就诊，排除卵巢癌可能。②卵巢癌的发生具有一定的遗传因素，有乳腺癌、卵巢癌家族史的个体，患卵巢癌的风险要比普通人群高。对于 BRCA 基因突变的患者，建议患者的直系亲属进行相关基因检测，并进行定期检查，以便早期发现和预防肿瘤的发生。

（叶　宏　李　鹃　严志玲）

案例 3

[Abstract]

A 54-year-old woman presented with a fast-growing mass in her right breast. She first noticed a palpable painless, firm mass in the right breast about nine months ago, which was approximately the size of a soybean.This situation was not taken seriously by the patient. Over the previous months, the mass had gradually increased in size to approximately 3 cm in diameter. Ultrasound showed an irregular mass with ill-defined margins and a hypoechoic texture in the right breast. The possibility of breast cancer was considered. The patient was admitted to the hospital with right breast cancer.

The patient's past medical history was unremarkable, but there was a significant family history for cancer. Her mother was diagnosed with breast cancer at age 75 and her older sister had a history of ovarian carcinoma.

[Physical examination]

Temperature was 36.5 ℃, pulse rate was 88 beats/minute, respiratory rate was 20 breaths/minute, blood pressure was 128/81 mmHg. Inspection of the breasts revealed a mass in the central part of the right breast. The lump was firm, non-tender, irregular in shape, and fixed to the underlying tissue. The size was about 3.3 cm × 2.2 cm × 3.0 cm. The right nipple and skin overlying the mass are retracted. Several enlarged lymph nodes were palpable in the right axilla. The largest one was about 1.1 cm × 0.8 cm. No abnormalities were found in the left breast and left axilla. There were no other notable findings on physical examination.

[Laboratory tests]

The laboratory test results are shown in table 10-3.

Table 10-3　The laboratory test results

Items of examination	Measure value	Normal range
White blood cells	8.4×10^9/L	$(4 \sim 10) \times 10^9$/L
Neutrophil	62%	50% ~ 75%
Red blood cell	4.9×10^{12}/L	$(3.5 \sim 5) \times 10^{12}$/L
Hemoglobin	128 g/L	120 ~ 160 g/L

续表

Items of examination	Measure value	Normal range
Carcinoembryonic antigen	2.03 μg/mL	< 5 μg/mL
Cancer antigen 153	14.4 kU/L	< 25 kU/L

[Auxiliary examination]

Mammogram showed a spiculated mass in the central part of the right breast with overlying skin thickening and nipple retraction. The mass was fixed to the underlying pectoralis major muscle. Lymph nodes in the right axilla were enlarged, with higher density and rough edge (Figure 10-10A、Figure 10-10B).

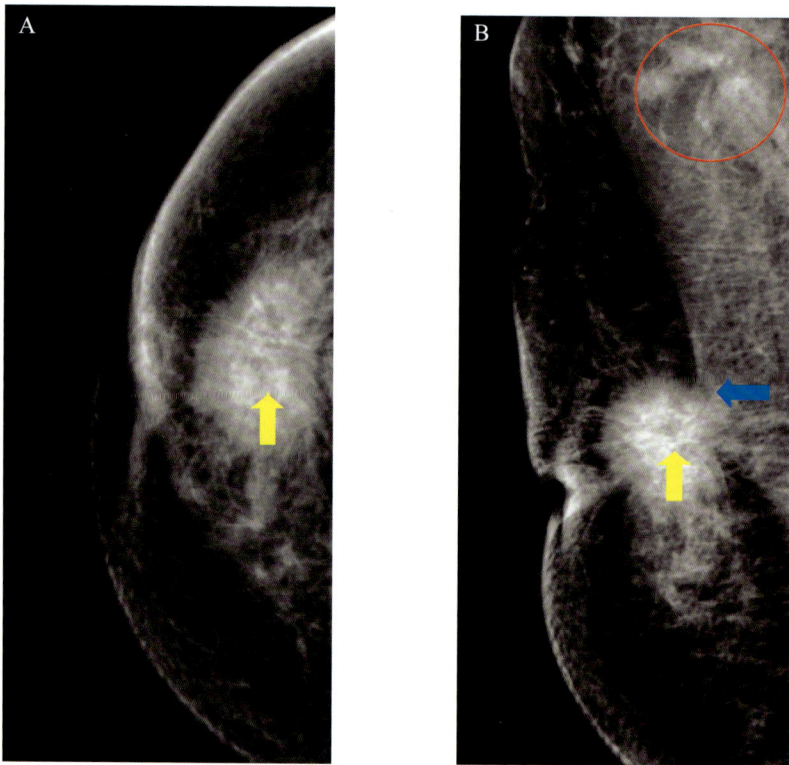

Figure 10-10　Mammogram showed a spiculated mass in the central part of the right breast with overlying skin thickening and nipple retraction (yellow arrow). The mass was fixed to the underlying pectoralis major muscle(blue arrow). Lymph nodes in the right axilla were enlarged, with higher density and rough edge (red circle)

[Clinical diagnosis]

Right breast cancer.

[Treatment]

The patient underwent a radical right mastectomy. Postoperatively, a CAF regimen (Cyclophosphamide + Doxorubicin + Fluorouracil) was implemented for 6 cycles of regular chemotherapy, followed by Toremifene.

[Pathological results]

Gross Findings: A 2.5 cm × 1.5 cm × 1.0 cm tumor located in the central region of the breast with a nodular configuration. It was firm and poorly circumscribed, and had a yellowish-gray cut surface with trabeculae radiating through the surrounding parenchyma into the fat. There was retraction of the nipple and skin overlying this mass.

Microscopic examination: The tumor grew in diffuse sheets, well-defined nests, cords, or as individual cells and exhibited an infiltrative growth pattern. The nuclei of the tumor cells were enlarged with nuclear pleomorphism and a high mitotic rate. The stroma was desmoplastic and collagenous (Figure 10-11、Figure 10-12). One of the two right axillary lymph nodes showed cancer metastasis .

Immunohistochemistry: ER (+++, 90%) (Figure 10-13), PR (++, 90%) (Figure 10-14), Cerb-B2 (++).

Pathological diagnosis: infiltrating ductal carcinoma of the right breast.

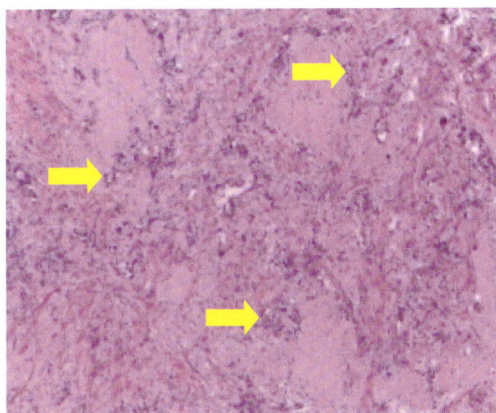

Figure 10-11　Small nests and infiltrating strands of neoplastic cells with prominent bands of collagen between them

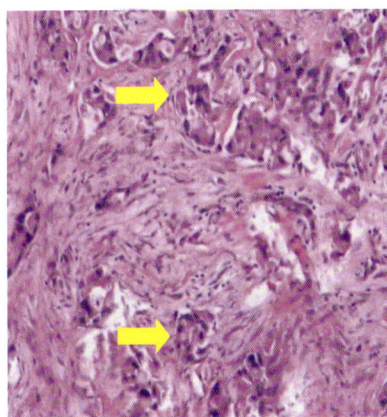

Figure 10-12　The tumor cells are highly pleomorphic and with a high mitotic count

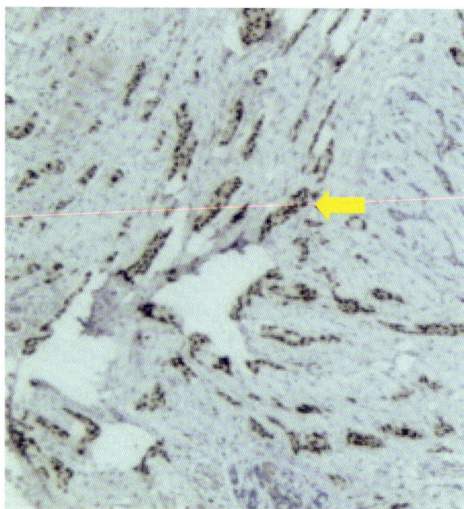

Figure 10-13   ER IHC staining of breast excision specimen

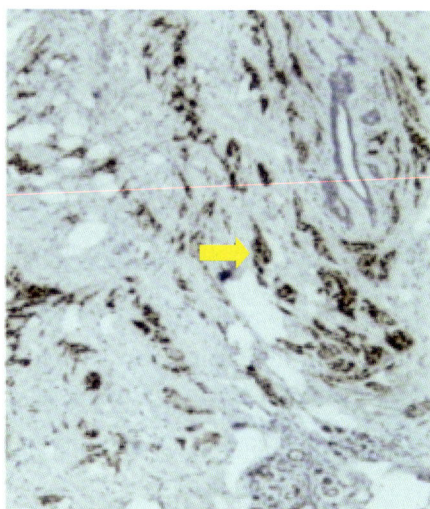

Figure 10-14   PR IHC staining of breast excision specimen

[Questions]

1. What are the common risk factors of breast cancer?

2. What are the clinical features of breast cancer?

3. Please briefly describe the pathological classification of breast cancer.

参考答案

（叶　宏　严志玲　丁　昱）

参考文献

［1］步宏，李一雷 . 病理学 [M]. 9 版 . 北京：人民卫生出版社，2018.

［2］蔡会龙，原伟光，孙惠昕 . 全球及我国宫颈癌流行现状及防治策略 [J]. 临床肿瘤学杂志，2023，1(28):90-93.

［3］宫颈癌诊疗指南（2022 年版）[Z]. 国家卫生健康委，2022.

［4］卵巢癌诊疗指南（2022 年版）[Z]. 国家卫生健康委，2022.

［5］石红，胡丽娜 . 妇产科学：案例版 [M]. 2 版 . 北京：科学出版社，2022.

［6］谢幸，孔北华，段涛 . 妇产科学 [M]. 9 版 . 北京：人民卫生出版社，2018.

［7］BEŇAČKA R, SZABÓOVÁ D, GUĽAŠOVÁ Z, et al. Diagnostics and classification of breast cancer[J]. Cancers (Basel), 2022, 14(21):5444.

［8］GOLDBLUM J R, LAMPS L W, MCKENNEY J K. Rosai and ackermans surgical pathology[M]. 11th ed. Elsevier publisher, 2017.

［9］O, MALLEY F P, SARAH E. Breast pathology[M]. Second edition. Elsevier publisher, 2011.

［10］UKASIEWICZ S, CZECZELEWSKI M, FORMA A, et al. Breast cancer-epidemiology, risk factors, classification, progpdated review[J]. Cancers (Basel), 2021, 13(17):4287.

第十一章

内分泌系统疾病

案例 1

【病史简介】

患者，男，47岁，因"双眼复视伴眼球突出1年，加重1月"入院。患者1年前无明显诱因出现双眼复视，伴眼球突出、畏光、流泪、异物感。曾在当地医院眼科就诊，医师给予双眼球旁注射"曲安奈德"对症治疗（具体不详），复视缓解，畏光、流泪、异物感消失，但仍有眼球突出，患者未进一步诊治。1个月前双眼复视、眼球突出较之前加重，伴眼红、畏光、流泪、异物感、烦躁、易怒、心悸、多汗。无发热、咳嗽、头晕、头痛、恶心、呕吐、视力下降、视物变形等症状。因复视影响生活，为进一步诊治，故来我院就诊。自起病以来，患者精神好，睡眠欠佳，食欲亢进，大、小便正常，体重减轻约7 kg。否认高血压病、冠心病、糖尿病等病史。否认肺结核、肝炎等传染病病史。预防接种史不详。无食物及药物过敏史。否认手术史、头部眼部等外伤史。否认相关疾病家族史。

【体格检查】

体温36.3 ℃，血压133/79 mmHg，呼吸18次/min，脉搏120次/min。身体消瘦，意识清楚，自主体位，体格检查合作。全身皮肤潮湿多汗，皮肤黏膜无黄染，未见瘀点、瘀斑，浅表淋巴结未触及增大。双侧眼球突出，双侧睑裂增宽，眼球活动受限，眼睑闭合不全，结膜明显充血、轻度水肿，泪阜肿胀。颈软，颈静脉无怒张，双侧甲状腺弥漫性Ⅱ度增大，质地柔软，活动度可，无压痛，未触及结节，双上极可扪及震颤，可闻及血管杂音。胸廓对称无畸形，双肺呼吸音清晰，未闻及干、湿啰音。心界不大，心率120次/min，心律齐，各瓣膜听诊区未闻及病理性杂音。腹平软，无压痛及反跳痛，肝脾肋下未触及，无移动性浊音，肠鸣音正常。双下肢及胫前无水肿，双手平举有细微震颤。生理反射存在，病理反射未引出。

【实验室检查】

实验室检查结果见表 11-1。

表 11-1 实验室检查结果

检查项目	结果	正常值
白细胞	6.8×10^9/L	（4～10）×10^9/L
中性粒细胞	68.0%	50%～75%
淋巴细胞	25.0%	20%～40%
红细胞	4.55×10^{12}/L	（4.0～5.5）×10^{12}/L
血小板	230×10^9/L	（100～300）×10^9/L
血红蛋白	143 g/L	120～160 g/L
血糖	5.4 mmol/L	3.9～6.1 mmol/L
丙氨酸氨基转移酶	14.50 U/L	5～40 U/L
天门冬氨酸氨基转移酶	22 U/L	8～40 U/L
尿素氮	5.2 mmol/L	3.2～7.1 mmol/L
肌酐	55 μmol/L	53～106 μmol/L
总甲状腺素	179.90 nmol/L ↑	65～155 nmol/L
总三碘甲状腺原氨酸	9.80 nmol/L ↑	1.6～3 nmol/L
游离甲状腺素	49.26 pmol/L ↑	10.3～25.7 pmol/L
游离三碘甲状腺原氨酸	14.88 pmol/L ↑	6.0～11.4 pmol/L
促甲状腺激素	＜0.005 mU/L ↓	2～10 mU/L
甲状腺球蛋白抗体	260.5 U/mL ↑	0～115 U/mL
甲状腺过氧化物酶抗体	160 U/mL ↑	0～34 U/mL
促甲状腺激素受体抗体	15 U/L ↑	0～1.75 U/L
癌胚抗原	0.40 μg/L	＜5 μg/L
甲胎蛋白	3.58 μg/L	＜25 μg/L
癌抗原 125	12.30 kU/L	＜35 kU/L
糖链抗原 199	13.49 kU/L	＜37 kU/L

【辅助检查】

胸部 CT：未见明显异常。心电图检查：心率 120 次/min，窦性心动过速。腹部

B 型超声：肝、胆、胰、脾、肾未见异常。甲状腺 B 型超声：双侧甲状腺弥漫性增大，血流丰富（图 11-1A、图 11-1B）。甲状腺摄碘率：2 h 52%、6 h 73%、24 h 76%。眼眶 CT：双侧眼球突出，左眼突出度约 29 mm，右眼突出度约 28 mm，双眼上、下直肌和内、外直肌增粗（图 11-2A、图 11-2B）。

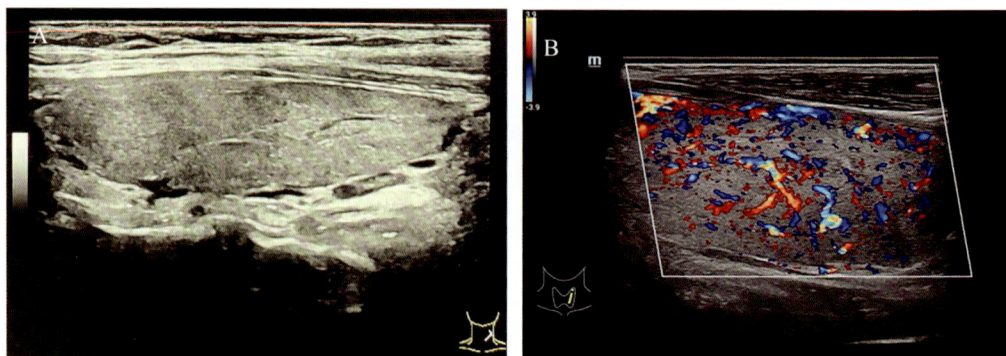

图 11-1　甲状腺 B 型超声

A. 甲状腺弥漫性增大；B. 甲状腺内血流丰富

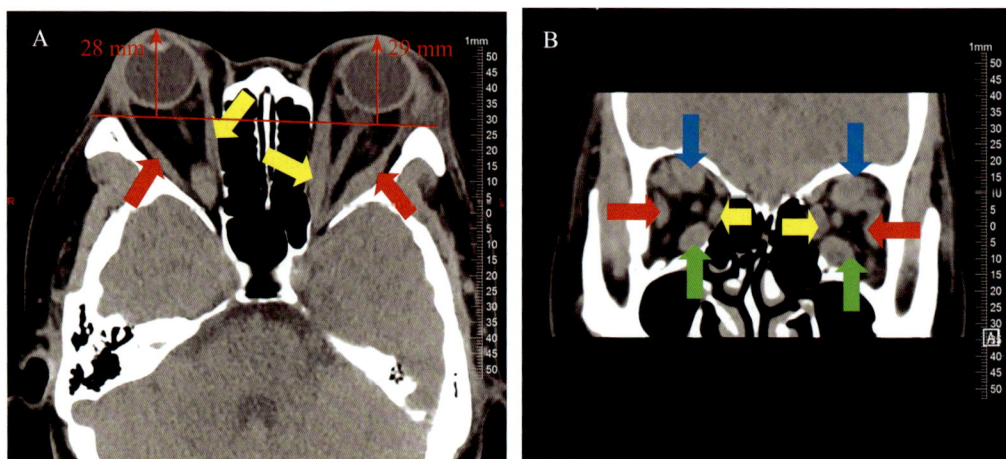

图 11-2　眼眶 CT 影像

A. 水平位：双侧眼球突出，左眼突出度约 29 mm，右眼突出度约 28 mm，内直肌（黄色箭头）、外直肌（红色箭头）增粗；B. 冠状位：上直肌（蓝色箭头）、下直肌（绿色箭头）、内直肌（黄色箭头）、外直肌（红色箭头）增粗

【思考题】

1. 结合患者病史及以上检查，你认为患者的主要诊断是什么？试述诊断依据。

2. 试述该患者甲状腺可能发生的病理变化。

参考答案

【分析与讨论】

甲状腺毒症是指血液循环中甲状腺激素过多，引起以代谢亢进和神经、循环、消化等系统兴奋性增高为主要表现的一组临床综合征。根据甲状腺的功能状态，甲状腺毒症可分为甲状腺功能亢进类型和非甲状腺功能亢进类型。甲状腺功能亢进症是指甲状腺腺体本身产生甲状腺激素过多而引起的甲状腺毒症，非甲状腺功能亢进类型所致的甲状腺毒症是指由于外源性甲状腺激素摄入过多或甲状腺炎症破坏甲状腺滤泡，导致甲状腺激素释放至血液增多，甲状腺合成激素的能力并未增强。

甲状腺毒症的常见原因如下。

（1）甲状腺功能亢进症：①弥漫性毒性甲状腺肿；②多结节性毒性甲状腺肿；③甲状腺自主高功能腺瘤；④碘致甲状腺功能亢进症；⑤桥本甲状腺毒症；⑥新生儿甲状腺功能亢进症；⑦垂体促甲状腺激素腺瘤。

（2）非甲状腺功能亢进类型：①亚急性甲状腺炎；②无痛性甲状腺炎；③桥本甲状腺炎；④产后甲状腺炎；⑤外源性甲状腺激素；⑥异位甲状腺素产生（卵巢甲状腺肿等）（图 11-3）。

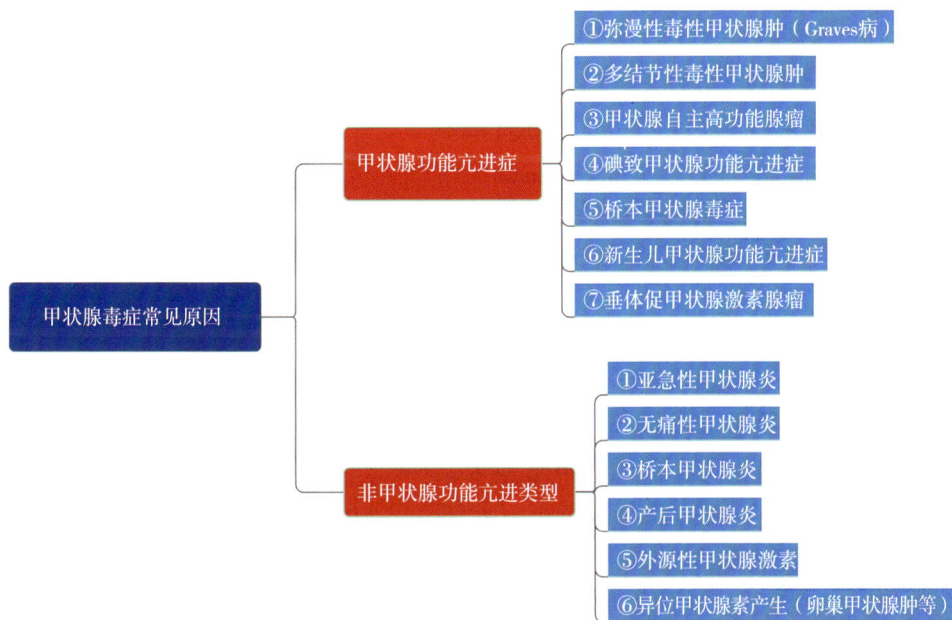

图 11-3　甲状腺毒症的常见原因

弥漫性毒性甲状腺肿是甲状腺功能亢进症的最常见病因，多见于 20 ~ 40 岁的女性。该病是自身免疫性疾病，患者血清中存在多种针对甲状腺的自身抗体，如甲状腺过氧化物酶抗体、甲状腺球蛋白抗体和促甲状腺激素受体抗体，其中促甲状腺激素受体抗体是弥漫性毒性甲状腺肿的特征性自身抗体。此外，遗传、精神创伤等因素与弥漫性毒性甲状腺肿的发生也有一定的关系。

弥漫性毒性甲状腺肿的临床症状主要由血液循环中甲状腺激素过多引起，有易激动、烦躁、失眠、心悸、乏力、怕热、多汗、消瘦、食欲亢进等表现。体征主要为大多数患者有程度不等的甲状腺弥漫性增大，质中等，无压痛，甲状腺上、下极可触及震颤，闻及血管杂音。心血管系统表现有心率增快、心脏扩大、心力衰竭、心律失常、心房颤动、脉压增大等。少数病例下肢胫骨前皮肤可见黏液性水肿。

弥漫性毒性甲状腺肿的眼部表现有两类，即单纯性突眼和浸润性突眼。单纯性突眼与甲状腺毒症所致的交感神经兴奋性增高有关，表现为眼球轻度突出、眼裂增宽、瞬目减少等。浸润性突眼又称甲状腺相关性眼病，25%～50%的弥漫性毒性甲状腺肿患者伴有不同程度的浸润性突眼，多见于男性。浸润性突眼的病理基础是眶后淋巴细胞浸润，眶后结缔组织中的成纤维细胞分泌大量黏多糖、糖胺聚糖，沉积在组织内，透明质酸增多，导致眼外肌和脂肪肿胀，将眼球向眼眶外推挤。患者眼球明显突出，超过眼球突度参考值上限的 3 mm 以上（中国人群突眼度女性 16 mm、男性 18.6 mm），常自诉有眼内异物感、胀痛、畏光、流泪、复视、斜视、视力下降。体格检查见眼睑肿胀，结膜充血水肿，眼球活动受限，严重者眼球固定。眼睑闭合不全、角膜外露而形成角膜溃疡、全眼炎甚至失明。

弥漫性毒性甲状腺肿患者的甲状腺功能特点是血清促甲状腺激素降低，血清总甲状腺素、总三碘甲状腺原氨酸、游离甲状腺素、游离三碘甲状腺原氨酸升高。甲状腺 ^{131}I 摄取率表现为总摄取量增加，摄取高峰前移（甲状腺碘摄取率的正常值为 3 h 5%～25%，24 h 20%～45%，高峰是在 24 h 出现）。甲状腺超声检查可见整个甲状腺普遍增大，甲状腺实质内血流信号丰富。

弥漫性毒性甲状腺肿的诊断：①首先应根据病史、临床表现、结合促甲状腺激素、总甲状腺素、总三碘甲状腺原氨酸、游离甲状腺素、游离三碘甲状腺原氨酸水平确定是否存在甲状腺功能亢进症；②甲状腺弥漫性增大，少数病例可以无甲状腺增大；③眼球突出和其他浸润性眼征；④胫前黏液性水肿；⑤促甲状腺激素受体抗体阳性。以上①②项为诊断必备条件，③④⑤项为诊断辅助条件。

【点评】

该病例带来以下几点重要提示：①患者初诊时是因眼部症状就诊，若眼科医师对甲状腺疾病认识不足，容易导致误诊和漏诊，提高甲状腺疾病的诊断意识和掌握甲状腺疾病的诊断程序是减少误诊、漏诊的关键。②患者双眼突眼、复视，医务人员可以给予眼部局部的对症治疗，但更应充分认识到病因治疗的重要意义。

（陈苗苗）

案例 2

【病史简介】

　　患者，男，69 岁，因"口干、多尿、多饮 15 年，左足红肿 3 月、足趾变黑 5 天"入院。患者 15 年前无明显诱因出现口干、多饮，每天饮水量达 3500 mL，伴有小便量及次数增多，每天小便 10 余次，每天尿量约 3000 mL。容易饥饿、食量增加，伴体重下降，无心悸、烦躁、手抖等症状。在医院检查时发现血糖升高，后经检查明确诊断为"2 型糖尿病"，平素口服降糖药物（二甲双胍 500 mg/ 次，2 次 / 天；阿卡波糖 50 mg/ 次，3 次 / 天），血糖控制欠佳，空腹血糖波动于 8～11 mmol/L。3 个月前患者因剪脚指甲不慎出血后出现左足灼热、红肿、疼痛，未予重视。5 天前发现左足第 1 趾发黑、变硬，疼痛剧烈，无发热、咳嗽，无胸闷、胸痛、心悸，无恶心、呕吐、腹痛、腹泻，无尿急、尿频、尿痛。患者自本次起病以来，精神、食欲、睡眠一般，大便、小便正常，体重无明显变化。既往高血压病史 8 年，口服苯磺酸氨氯地平 2.5 mg/ 次，1 次 / 天、厄贝沙坦 150 mg 片 / 次，1 次 / 天降压治疗，血压在 130～140/80～90 mmHg。否认冠心病病史。否认肝炎、结核等传染病病史。预防接种史不详。无药物及其他过敏史。否认手术、输血史。吸烟 30 余年，每日吸烟 10～20 支。不饮酒。其母亲患有 2 型糖尿病，无其他家族遗传病史。

【体格检查】

　　体温 36.6 ℃，脉搏 88 次 /min，呼吸 20 次 /min，血压 130/89 mmHg，身高 165 cm，体重 56 kg。意识清楚，体格检查合作。全身皮肤黏膜无黄染，未见瘀点、瘀斑，浅表淋巴结未触及增大。颈静脉无怒张，气管居中，甲状腺未触及增大和结节。胸廓对称无畸形，呼吸运动双侧对称，肋间隙无增宽。双肺呼吸音清晰，未闻及干、湿啰音。心率 88 次 /min，心律齐，各瓣膜听诊区未闻及病理性杂音。腹平软，无压痛及反跳痛，肝脾肋下未触及，未触及包块，移动性浊音（-），肠鸣音正常。双侧足背动脉搏动减弱。左足红肿明显，红肿范围至足底前 2/3 及足踝关节，局部皮肤温度高。左足第 1 趾远端发黑，干燥皱缩，与周围组织分界清楚，有臭味（图 11-4）。双侧下肢触觉及痛觉明显减退，生理反射存在，病理反射未引出。

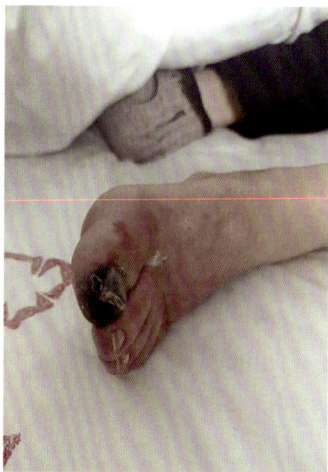

图 11-4 左足红肿，左足第 1 趾远端发黑，干燥皱缩，与周围组织分界清楚

【实验室检查】

实验室检查结果见表 11-2。

表 11-2 实验室检查结果

检查项目	结果	正常值
白细胞	$5.48 \times 10^9/L$	$(4 \sim 10) \times 10^9/L$
中性粒细胞	70.5%	50% 75%
淋巴细胞	25.20%	20% ~ 40%
红细胞	$4.78 \times 10^{12}/L$	$(4.0 \sim 5.5) \times 10^{12}/L$
血小板	$290 \times 10^9/L$	$(100 \sim 300) \times 10^9/L$
血红蛋白	132 g/L	120 ~ 160 g/L
丙氨酸氨基转移酶	9.4 U/L	5 ~ 40 U/L
天门冬氨酸氨基转移酶	20.0 U/L	8 ~ 40 U/L
尿素	5.70 mmol/L	3.2 ~ 7.1 mmol/L
肌酐	68 μmol/L	44 ~ 97 μmol/L
三酰甘油	1.2 mmol/L	0.56 ~ 1.7 mmol/L
总胆固醇	4.6 mmol/L	< 5.2 mmol/L
血糖（空腹）	12.39 mmol/L ↑	3.9 ~ 6.1 mmol/L
血糖（餐后 2 h）	21.54 mmol/L ↑	< 7.8 mmol/L
糖化血红蛋白	10.3% ↑	< 6.5%

续表

检查项目	结果	正常值
尿液检查		
尿蛋白	阴性	阴性
尿糖	＋＋	阴性
酮体	阴性	阴性

【辅助检查】

胸部 X 线片：未见明显异常。心电图检查：未见明显异常。腹部 B 型超声：未见明显异常。双下肢血管 CT 成像：双侧股总动脉轻度狭窄；右侧腘动脉中度狭窄，左侧腘动脉管重度狭窄；双侧胫前动脉、胫后动脉重度狭窄；双侧足背动脉未见显影（图 11-5）。

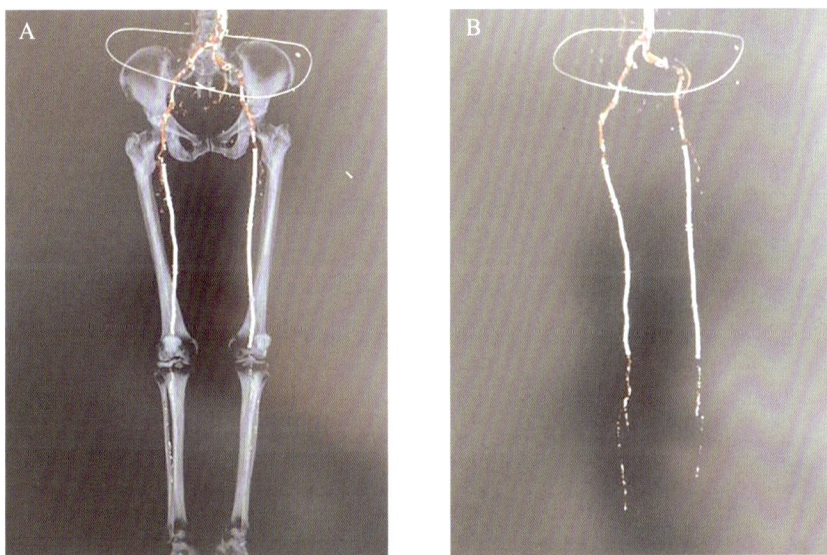

图 11-5　双下肢血管 CT 成像

双侧股总动脉轻度狭窄；右侧腘动脉中度狭窄，左侧腘动脉管重度狭窄；双侧胫前动脉、胫后动脉重度狭窄；双侧足背动脉未见显影

【思考题】

1.结合患者病史及以上检查，应考虑什么诊断？试述诊断依据。

2.试解释该患者左足第 1 趾病变的病理特征，比较此类组织损伤的不同类型特点。

参考答案

【分析与讨论】

糖尿病是一种因胰岛素绝对或相对不足或靶细胞对胰岛素敏感性降低等引起的糖、脂肪和蛋白质代谢紊乱的一种慢性疾病。其主要特点是高血糖、尿糖。本病发病率日益增高，已成为世界性的常见病。

糖尿病一般分为原发性糖尿病和继发性糖尿病两种。原发性糖尿病又分为 1 型糖尿病和 2 型糖尿病两种。两者缺乏明确的生化或遗传学标志，分型主要根据临床特点和发展过程，从发病年龄、起病急缓、症状轻重、体重、有无酮症酸中毒倾向、是否依赖外源胰岛素维持生命等方面，结合胰岛 β 细胞自身抗体和 β 细胞功能检查结果而进行临床综合分析判断（图 11-6）。

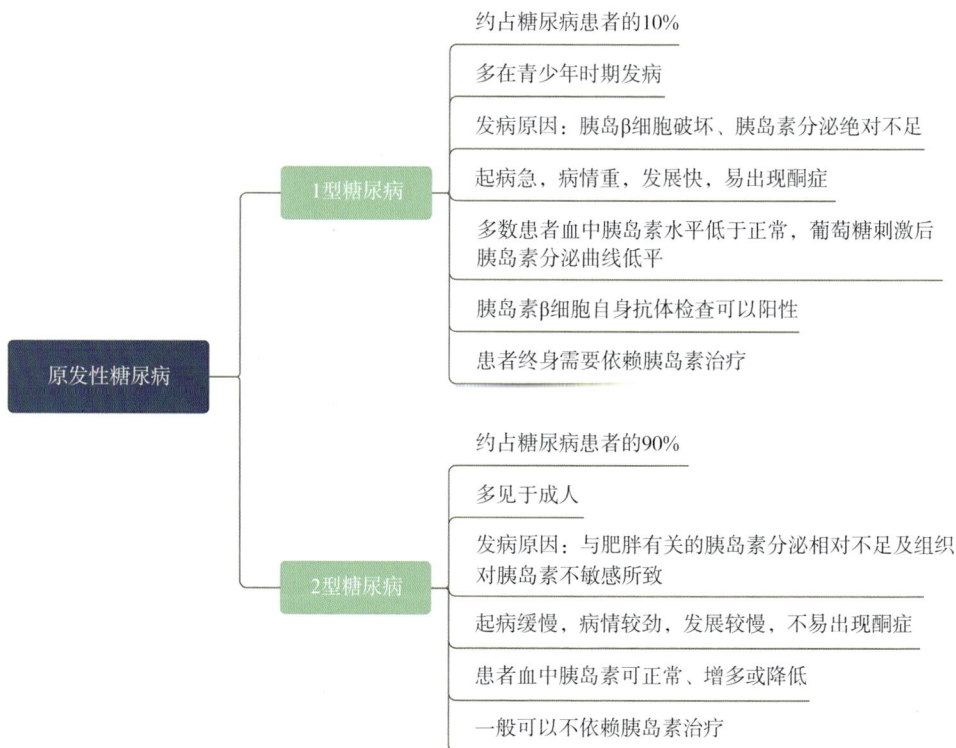

原发性糖尿病

1型糖尿病
- 约占糖尿病患者的10%
- 多在青少年时期发病
- 发病原因：胰岛β细胞破坏、胰岛素分泌绝对不足
- 起病急，病情重，发展快，易出现酮症
- 多数患者血中胰岛素水平低于正常，葡萄糖刺激后胰岛素分泌曲线低平
- 胰岛素β细胞自身抗体检查可以阳性
- 患者终身需要依赖胰岛素治疗

2型糖尿病
- 约占糖尿病患者的90%
- 多见于成人
- 发病原因：与肥胖有关的胰岛素分泌相对不足及组织对胰岛素不敏感所致
- 起病缓慢，病情较劲，发展较慢，不易出现酮症
- 患者血中胰岛素可正常、增多或降低
- 一般可以不依赖胰岛素治疗

图 11-6　原发性糖尿病的类型

糖尿病的主要临床表现为"三多一少"（多饮、多食、多尿、体重减轻）。血糖升高后因渗透性利尿引起多尿，继而口渴多饮；外周组织对葡萄糖利用障碍，脂肪分解增多，蛋白质代谢负平衡，渐见乏力、消瘦，儿童生长发育受阻；患者常有易饥、多食。出现糖尿病典型症状并符合以下任何一个条件的患者，可以诊断为糖尿病：①一天中任一时间随机血糖 ≥ 11.1 mmol/L；②空腹血糖 ≥ 7.0 mmol/L；③口服葡萄糖耐量试验 2 h 血糖 ≥ 11.1 mmol/L。若无典型"三多一少"的症状，需再测一次予证实，

诊断才能成立。

近年来，我国糖尿病患病率逐年上升。由于许多患者对于该疾病的重视度不高，了解不到位，严重危害自身健康，长期存在的高血糖，可导致各种组织，特别是眼、肾、心脏、血管、神经的慢性损害和功能障碍，病情严重或应激时可发生急性严重代谢紊乱，如糖尿病酮症酸中毒、高渗高血糖综合征。糖尿病足是糖尿病最严重的慢性并发症之一，是指与下肢远端神经异常和不同程度周围血管病变相关的足部溃疡、感染和/或深层组织破坏，轻者表现为足部畸形、皮肤干燥和发凉、胼胝（高危足）；重者可出现足部溃疡、坏疽。其治疗困难、花费巨大，也是糖尿病非外伤性截肢的最主要原因，严重危害患者的生活质量，糖尿病患者应保持良好的血糖控制、定期检查足部状况、避免受伤和感染，一旦出现足部溃疡等并发症应及时就医并接受专业治疗，以免病情恶化导致严重后果。

【点评】

该病例带来以下几点重要提示：①糖尿病起病隐匿，在病变早期患者难以自行察觉，常在体检中偶然发现血糖高于正常，但如果患者不重视，未经进一步检查和监测，容易发生持续性高血糖，对组织、器官造成伤害，出现慢性并发症。糖尿病患者的自我管理、常规筛查、按时体检，做到早发现、早诊断、早治疗是减少糖尿病损害的关键。②2型糖尿病是糖尿病的常见类型，多由遗传、肥胖、不健康饮食、体力活动不足等原因造成，糖尿病患者在采取必要的药物治疗及持续的血糖监测时，还应通过合理的饮食、适量的运动、戒烟、戒酒、保持正常体重，实现血糖的有效管理。

（冯旺星　陈苗苗）

案例 3

[Abstract]

A 21-year-old man was admitted to the hospital due to full moon face and progressive weight gain for more than 2 years. Over the past 2 years, the patient experienced a gradual onset of facial roundness (known as full moon face) without any obvious cause, accompanied by acne on the face, back, and chest skin. He also mentioned unexplained weight gain (at least 12 kg), along with the development of purple striae on his abdomen. The patient had a past history of hypertension over 2 years. Despite being treated with oral antihypertensive medications, blood pressure control remained unsatisfactory, fluctuating between 120 ~ 140/80 ~ 90 mmHg. There was no history of steroid drug use. He was a non-smoker and did not drink alcohol. Family history was non-contributory.

[Physical examination]

The patient's body temperature was 36.5 ℃, pulse rate was 78 beats/minute, blood pressure was 149/90 mmHg, respiratory rate was 18 breaths/minute, height was 155 centimeter, weight was 71 kg, body mass index was 29.6 km/m^2, waist circumference was 103 centimeter. The patients had full moon face, buffalo hump and central obesity. Acne was observed on his face, front chest, and back. Thyroid examination was normal. Breath sounds were clear in both lungs, with no dry or wet rales. The heart rate was 78 beats/minute with regular rhythm. No pathological murmurs were heard in the auscultation area of each valve. The abdomen was distended with thick purple striae, and no tenderness or rebound pain was found. Bowel sounds were normal. Neurological examination revealed no abnormalities.

[Laboratory tests]

The laboratory test results are shown in table 11-3.

Table 11-3　The laboratory test results

Items of examination	Measure value	Normal range
White blood cell	7.4×10^9/L	（4 ~ 10）$\times 10^9$/L
Red blood cell	4.1×10^{12}/L	（4 ~ 5.5）$\times 10^{12}$/L
Neutrophil	70%	50% ~ 75%
Lymphocytes	23%	20% ~ 40%
Potassium	4.2 mmol/L	3.5 ~ 5.5 mmol/L
Sodium	140 mmol/L	135 ~ 145 mmol/L
Chloride	100 mmol/L	95 ~ 105 mmol/L
Fasting blood glucose	11.8 mmol/L ↑	3.9 ~ 6.1 mmol/L
Aldosterone（lying）	256 pmol/L	238.6 ± 104.0 pmol/L
Aldosterone（standing）	478 pmol/L	418.9 ± 245.0 pmol/L
Corticosteroid related examination		
Blood cortisol（8:00）	573.7 ng/mL ↑	72.6 ~ 332.8 ng/mL
Blood cortisol（16:00）	551.7 ng/mL ↑	32.4 ~ 150 ng/mL
Blood cortisol（24:00）	492.9 ng/mL ↑	< 50 ng/mL
Blood ACTH（8:00）	62.02 pg/mL ↑	6 ~ 40 pg/mL

续表

Items of examination	Measure value	Normal range
Blood ACTH（16:00）	55.92 pg/mL ↑	3 ~ 30 pg/mL
Blood ACTH（24:00）	42.49 pg/mL ↑	< 20 pg/mL
24h urine free cortisol (24h UFC)	558 nmol/24h ↑	30 ~ 276 nmol/24h
Low-dose Dexamethasone inhibition test		
Blood cortisol（8:00）	214.2 ng/mL	
Blood ACTH（8:00）	60.52 pg/mL	
High-dose Dexamethasone inhibition test		
Blood cortisol（8:00）	139.6 ng/mL	
Blood ACTH（8:00）	14.44 pg/mL	

[Auxiliary examinations]

MRI revealed a small nodule with less blood supply on the left edge of pituitary gland, suspected to be a microadenoma (Figure 11-7).

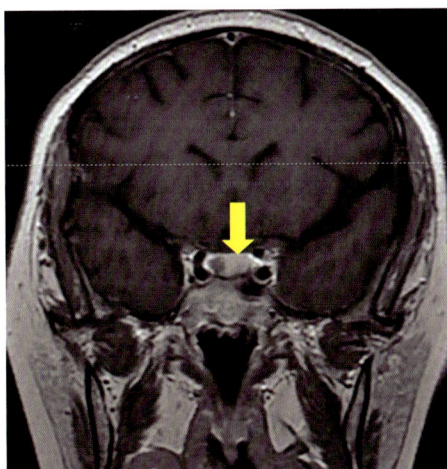

Figure 11-7　MRI revealed a small nodule with less blood supply on the left edge of pituitary gland

[Clinical diagnosis]

(1) Cushing syndrome;

(2) Pituitary adenoma.

[Treatment]

The patient was referred for surgical evaluation. A transsphenoidal resection of the pituitary adenoma was performed.

[Pathological results]

HE staining revealed that the tumor cells with basophilic cytoplasm were arranged in a sinusoidal pattern. The nuclei of the cells were round or oval. Pathological nuclear divisions were not observed, and the tumor cells were relatively consistent in size and shape (Figure 11-8). Immunohistochemistry: ACTH(+), GH(−), TSH(−), FSH(−), LH(−).

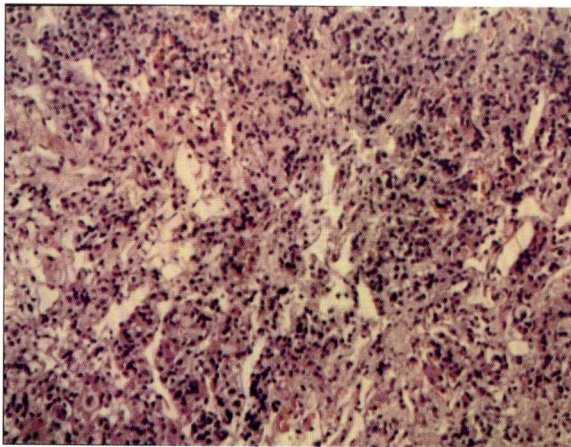

Figure 11-8　HE staining of the resected pituitary mass

Questions

1. Based on the patient's medical history and laboratory test results, what do you think is the main diagnosis of the patient? Please analyze the diagnostic basis.

2. Describe the etiology of Cushing's syndrome.

3. What are the histological types of pituitary adenomas?

参考答案

（陈苗苗）

参考文献

［1］步宏，李一雷. 病理学 [M]. 9 版. 北京：人民卫生出版社，2018.

［2］葛均波，徐永健，王辰. 内科学 [M]. 9 版. 北京：人民卫生出版社，2018.

［3］龚文华. 临床糖尿病学 [M]. 浙江：浙江工商大学出版社，2014.

［4］万学红, 卢雪峰. 诊断学 [M]. 9 版 . 北京：人民卫生出版社，2018.

［5］张金苹, 陈晓平.《2022 年美国糖尿病学会糖尿病医学诊疗标准》解读 [J]. 临床内科杂志，2022，39(5):293-298.

［6］BU H, LI Y. Pathology[M]. 9th edition. Beijing: Peoples Medical Publishing House, 2018.

［7］GE J, XU Y, WANG C. Pathophysiology[M]. 9th edition.Beijing: Peoples Medical Publishing House, 2018.

［8］SHARMA S T, NIEMAN L K, FEELDERS R A. Cushings syndrome: epidemiology and developments in disease management[J]. Clin Epidemiol, 2015, 7:281-293.

［9］WAN X, LU X. Diagnose[M]. 9th edition. Beijing: Peoples Medical Publishing House, 2018.

第十二章

神经系统疾病

案例 1

【病史简介】

患者，46岁，男，因"发热、头痛3天，伴抽搐1次"入院。患者3天前无明显诱因出现发热、头痛，体温39~40℃，自行服用布洛芬退热，退热效果不显著。头痛主要为双侧额、颞区持续性胀痛，进行性加重，伴全身乏力、嗜睡、倦怠。今晨自测体温为40.3℃，头痛较前显著加重，期间出现1次抽搐，伴意识不清、双眼上翻、四肢强直、抖动及小便失禁，无口角歪斜及流涎，持续约3 min自行缓解，抽搐后思睡，遂入院就诊。病程中无鼻塞、流涕、咽痛，无咳嗽、咳痰，无胸闷、气促，无心悸，无腹痛、腹泻，无恶心、呕吐，无尿急、尿频、尿痛，无肉眼血尿，无皮疹、关节疼痛等。否认高血压病、冠心病、糖尿病病史。否认结核、肝炎等传染病病史。否认除卡介苗、乙肝疫苗外的其他疫苗接种史。无药物及食物过敏史。否认外伤、手术、输血史。家住农村，为猪场养殖工，工作环境中有较多蚊虫（此时为夏季），无明确的不洁饮食史和饮生水史。家族中无特殊遗传病史可查。

【体格检查】

体温40.2℃，脉搏110次/min，呼吸20次/min，血压125/80 mmHg。面色潮红，全身皮肤、黏膜未见皮疹及出血点，全身浅表淋巴结未触及增大。双肺呼吸音清晰，未闻及干、湿啰音。心界不大，心率110次/min，心律齐，各瓣膜听诊区未闻及病理性杂音。腹平软，无压痛、反跳痛，墨菲征（-），肝脾肋下未触及，肝颈静脉回流征（-），移动性浊音（-）。双肾区无叩击痛。双下肢无水肿。

神经系统专科检查：精神差，意识恍惚。双侧瞳孔等大等圆，直径3 mm，对光反射灵敏，示齿口角无偏斜，伸舌居中。颈有抵抗，四肢肌张力增强，肌力减弱，布鲁津斯基征（＋），克尼格征（＋），巴宾斯基征（＋），腹壁反射、提睾反射消失，腱反射亢进。

【实验室检查】

实验室检查结果见表 12-1。

表 12-1　实验室检查结果

检查项目	结果	正常值
白细胞	15.8×10^9/L ↑	$(4 \sim 10) \times 10^9$/L
中性粒细胞	76% ↑	50% ~ 70%
淋巴细胞	20%	20% ~ 40%
血红蛋白	128 g/L	120 ~ 160 g/L
血小板	140×10^9/L	$(100 \sim 300) \times 10^9$/L
丙氨酸氨基转移酶	24 U/L	5 ~ 40 U/L
天门冬氨酸氨基转移酶	17 U/L	8 ~ 40 U/L
血糖	5.8 mmol/L	2.8 ~ 7.8 mmol/L
尿素氮	5.4 mmol/L	3.2 ~ 7.1 mmol/L
肌酐	61 μmol/L	53 ~ 106 μmol/L
外周血流行性乙型脑炎特异性抗体 IgM	＋	阴性
脑脊液检查（腰椎穿刺）		
颜色	无色	无色或淡黄色
透明度	透明	清澈透明
压力（卧位）	220 mmH$_2$O ↑	80 ~ 180 mmH$_2$O
白细胞	220×10^6/L ↑	$(0 \sim 8) \times 10^6$/L
淋巴细胞	82% ↑	60% ~ 80%
蛋白质	0.65 g/L ↑	0.2 ~ 0.4 g/L
葡萄糖	3.7 mmol/L	2.5 ~ 4.4 mmol/L
氯化物	121 mmol/L	120 ~ 130 mmol/L
脑脊液流行性乙型脑炎特异性抗体 IgM	＋	阴性

【辅助检查】

心电图、胸部 X 线片、腹部及泌尿系超声均未见异常。颅脑 MRI：双侧丘脑、豆状核区多发异常信号（图 12-1）。

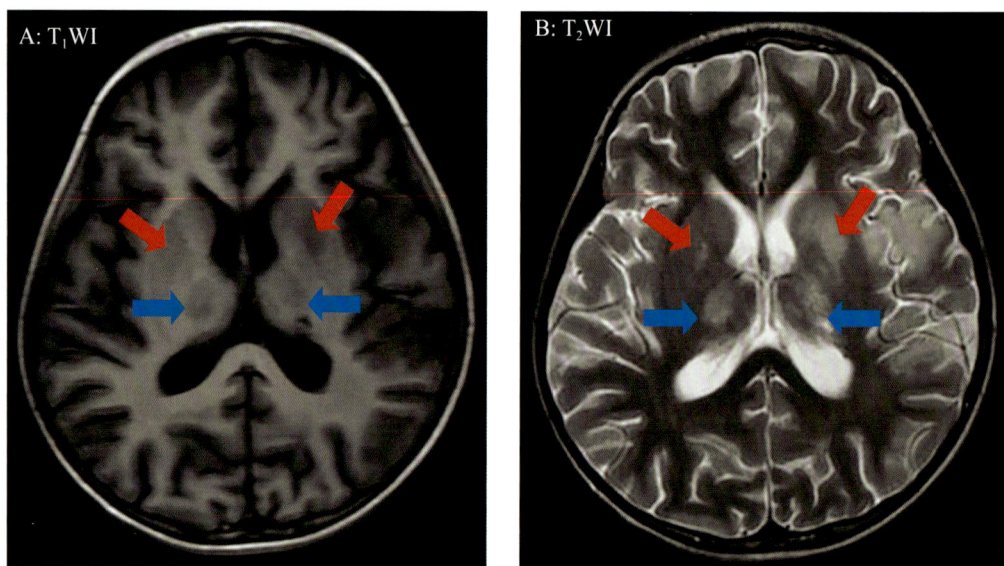

图 12-1　颅脑 MRI

双侧豆状核、丘脑均见片状 T_1WI 稍低、T_2WI 稍高信号（红色箭头：豆状核；蓝色箭头：丘脑）

【思考题】

1. 结合患者病史及以上检查结果，你认为患者的诊断是什么？主要依据是什么？

2. 该患者所患疾病常见的基本病理变化有哪些？

参考答案

【分析与讨论】

流行性乙型脑炎是一种由乙型脑炎病毒感染引起的急性传染病，起病急，病情重，死亡率高。儿童发病率明显高于成人，尤以 10 岁以下儿童为多，占 50% ~ 70%。近年来，由于儿童和青少年广泛接种疫苗，成人和老年人的发病率相对增加。

流行性乙型脑炎主要通过猪 - 蚊 - 人传播模式感染人，家猪（尤其是仔猪）为流行性乙型脑炎病毒的重要传染源。流行性乙型脑炎病毒随蚊虫叮咬进入人体后，先在血管内皮细胞及全身单核吞噬细胞系统内繁殖，随后进入血液循环，形成病毒血症。当被感染者机体免疫力强、血 - 脑屏障健全时，病毒很快被清除，不侵入中枢神经系统，临床上表现为隐性感染。在免疫功能低下、血 - 脑屏障不健全者，病毒可进入中枢神经系统而致病。

流行性乙型脑炎的潜伏期为 4 ~ 21 天，通常为 10 ~ 14 天。典型患者病程分为 4 期。①初期：病初 1 ~ 3 天，为病毒血症期。有发热、精神萎靡、食欲缺乏、轻度嗜睡及头痛。体温持续在 39 ℃左右。此时常无明显神经系统症状及体征，易误诊为上呼吸道感染。

②极期：病程 4 ~ 10 天，体温常高达 40 ℃，一般持续 7 ~ 10 天，重型者可达 3 周以上。患者出现嗜睡、谵妄、昏迷、定向力障碍等意识障碍的表现。还可出现惊厥或抽搐，表现为手、足、面部抽搐，重型者可发生全身强直性抽搐。呼吸衰竭多见于重型患者，主要为中枢性呼吸衰竭，表现为呼吸节律不规则及幅度不均，如呼吸表浅、双吸气、叹息样呼吸、潮式呼吸、抽泣样呼吸等，最后呼吸停止，为引起死亡的主要原因。体检可发现脑膜刺激征，瞳孔对光反应迟钝、消失或瞳孔散大，浅反射减弱或消失，深反射先亢进后消失，病理征阳性等。③恢复期：极期过后即进入恢复期，患者体温逐渐下降，神经系统体征逐渐改善或消失。一般患者于 2 周左右可完全恢复，但重型患者需 1 ~ 6 个月才能逐渐恢复。④后遗症期：5% ~ 20% 的重型流行性乙型脑炎患者有不同程度后遗症，主要为失语、肢体瘫痪、意识障碍、精神失常及痴呆、癫痫等。癫痫后遗症可持续终身。

临床上流行性乙型脑炎的诊断主要根据流行病学资料、临床表现和实验室检查综合分析进行诊断（图 12-2）。

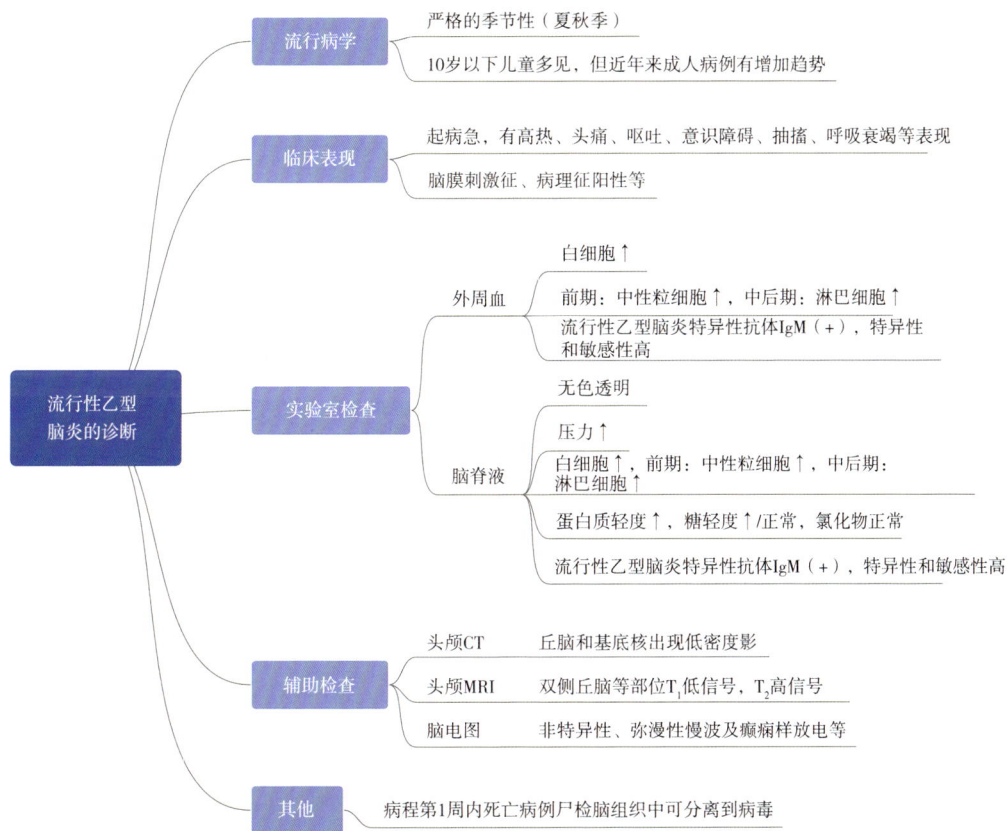

图 12-2　流行性乙型脑炎的诊断

1. 流行病学资料　严格的季节性（夏秋季），10 岁以下儿童多见，但近年来成人病例有增加趋势。

2.临床表现 起病急，有高热、头痛、呕吐、意识障碍、抽搐、呼吸衰竭等表现。体征有脑膜刺激征、病理征阳性等。

3.实验室检查

1）血常规：白细胞总数增高，一般在（10～20）×10^9/L，个别甚至更高，病初中性粒细胞可达 80% 以上，以后淋巴细胞占优势。部分患者血常规始终正常。

2）脑脊液检查：呈无色透明，压力增高，白细胞计数（50～500）×10^6/L，个别高达 1000×10^6/L。淋巴细胞增多为主。蛋白质轻度增高，糖轻度升高或正常，氯化物正常。

3）血清学检查：流行性乙型脑炎特异性抗体 IgM 在感染后 3～4 天即可出现，2 周时达高峰。起病 7～10 天的血清标本，敏感度和特异度均高达 95%；脑脊液 IgM 抗体出现更早，最早在病程第 2 天即可阳性，是流行性乙型脑炎病毒神经系统感染的依据。

4）病毒分离和核酸检测：人病毒血症时病毒载量低难以检测，很难从患者的血浆和脑脊液中分离到流行性乙型脑炎病毒，在病程第 1 周内死亡病例尸检脑组织中可分离到病毒。在组织、血液或其他液体中通过直接免疫荧光或聚合酶链反应可检测到流行性乙型脑炎病毒抗原或特异性核酸。

4.辅助检查

1）影像学检查：头颅 CT 检查可见异常，急性期典型表现为丘脑和基底核出现低密度影。MRI 较 CT 更敏感，突出表现在丘脑、基底核、黑质、小脑、脑桥、大脑皮质和脊髓等部位，T_1 加权影像显示为低信号，T_2 为高信号；90% 以上有丘脑异常改变，双侧丘脑损害高度提示为流行性乙型脑炎。

2）脑电图：表现为非特异性、弥漫性慢波及癫痫样放电等改变。

流行性乙型脑炎应与流行性脑脊髓膜炎、中毒性菌痢、结核性脑膜炎等鉴别。

（1）流行性脑脊髓膜炎（流脑）：该病是由脑膜炎双球菌感染引起的脑脊髓膜的急性化脓性炎症。临床上患者也会出现发热、头痛、呕吐的表现，早期症状不典型的病例不易与流行性乙型脑炎进行区分。流脑的发病季节主要在冬春季，患者多为儿童，而流行性乙型脑炎的发病季节主要在夏秋季，患者也多为 10 岁以下儿童。流脑的主要传播途径为通过飞沫经呼吸道传播，而流行性乙型脑炎则是主要通过蚊虫的叮咬进行传播。流脑病变主要累及蛛网膜和软脑膜，脑实质病变不重，而流行性乙型脑炎主要累及脑实质。流脑和流行性乙型脑炎都会表现出颅内压升高症状，患者会出现剧烈头痛、喷射性呕吐、儿童患病会导致前囟饱满。流脑和流行性乙型脑炎均可出现脑膜刺激症状，布鲁津斯基征、克尼格征、巴宾斯基征等病理征通常表现为阳性。流脑的脑脊液压力升高，呈脓样，白细胞数量增加，以中性粒细胞为主。蛋白质含量增高，糖和氯化物的含量降低，涂片及培养可找到脑膜炎双球菌，而流行性乙型脑炎的脑脊液虽然压力也轻度升高，但大多数情况仍然清亮透明，白细胞数量增加以淋巴细胞为主，蛋白质含量轻度升高，但是糖和氯化物的含量多为正常。此外，多数流脑患者皮肤黏膜会出现瘀点或瘀斑，以躯干、四肢较多，可与流行性乙型脑炎相鉴别。

（2）中毒性菌痢：因流行性乙型脑炎发生在夏秋季，且多见于 10 岁以下儿童，需要与该季节发病较多的中毒性菌痢相鉴别。中毒性菌痢常起病比流行性乙型脑炎更急骤，发展迅速，患者在发病 24h 内出现高热、惊厥、昏迷、休克，甚至呼吸衰竭，而在这个时间内临床上尚未出现腹泻及脓血便等肠道症状，因此易与流行性乙型脑炎相混淆。中毒性菌痢一般不出现脑膜刺激征。必要时可用生理盐水灌肠，如可灌出黏液脓血便，可与流行性乙型脑炎鉴别，进一步细菌培养如可培养出病原菌则可确诊中毒性菌痢。

（3）结核性脑膜炎：此病起病隐匿，多呈慢性病程。但是个别患者急性起病，易误诊。与流行性乙型脑炎相比，结核性脑膜炎一般不存在季节流行性，且患者有结核病史或者结核病接触史，多有原发结核病灶存在，结核菌素试验阳性。脑脊液外观呈无色透明或毛玻璃样，静置后可有薄膜形成，淋巴细胞数显著增多，蛋白明显增高，糖及氯化物降低，脑脊液抗酸染色仅少数为阳性，脑脊液培养出结核杆菌，可确诊结核性脑膜炎。胸部 X 线片检查、眼底检查有助于发现结核病灶。

（4）其他病毒性脑炎：如脑型脊髓灰质炎、腮腺炎脑炎、单纯疱疹病毒脑炎等，亦应与流行性乙型脑炎鉴别。

【点评】

该病例带来以下几点重要提示：①流行性乙型脑炎主要经蚊虫叮咬传播，夏秋季蚊虫繁殖旺盛，是流行性乙型脑炎的高发期。在接诊疑似流行性乙型脑炎患者（急性高热合并神经系统症状），一定要重视流行病学史的采集，包括患者疫区史、个人职业接触史、疫苗接种史等。②到目前为止，流行性乙型脑炎并没有特效的抗病毒药物，只能进行对症治疗和支持治疗，因此预防疾病的发生显得尤为重要。在流行性乙型脑炎预防方面，应采取以疫苗接种为主、灭蚊、防蚊、宿主管理及健康教育等为辅的综合措施。

（文楚然　戚仁莉　黄柏慧）

案例 2

[Abstract]

A 65-year-old man with a history of hypertension and hyperlipidemia presented to the hospital with sudden onset of weakness and numbness of the left side.

5 days ago, without any obvious trigger, the patient experienced left limb weakness, accompanied by numbness, unstable holding of objects in the left upper limb, dragging and unstable walking in the left lower limb. He also had blurred vision in both eyes, especially noticeable in left field of vision. 3 days ago, the patient experienced posterior occipital headache without vomiting, tinnitus, vision rotation, syncope and slurred speech. After 2 days of 3-Butylphthalide and edaravone treatment at local hospital, symptoms did not improve effectively. Finally, the patient was transferred to the hospital.

[Physical examination]

On physical examination, the patient's body temperature was 36.8 °C; pulse rate was 88 beats/minute, respiratory rate was 19 breaths/minute and blood pressure was 140/96 mmHg. He had no yellow staining of the skin and mucous membranes, no enlargement of the superficial lymph nodes, clear breath sounds in both lungs, no dry or wet rales in both lungs. The heart rate was 88 beats /minute, and the rhythm was unanimous. No obvious pathological murmur was heard in the auscultation area of the heart. The abdomen was flat and soft. There was no abdominal tenderness or rebound pain. The liver and spleen were not enlarged. There was no edema in the lower limbs of the two sides.

The patient was in fair general condition but with poor mental status, his answers were relevant and his speech was clear and fluent. The patient had left homonymous hemianopsia, the left nasolabial fold is lighter than the right. The patient had normal pain, vibration, and position sensation on the right side and decreased pain, vibration, and position sensation on the left side. Tendon reflexes of all limbs were symmetrical, meningeal irritation sign was negative. Babinski's sign was positive on the left side. NIHSS score was 6.

[Laboratory tests]

The laboratory test results are shown in table 12-2.

Table 12-2 The laboratory test results

Items of examination	Measure value	Normal range
Red blood cell	$5.20 \times 10^{12}/L$	$(4.0 \sim 5.5) \times 10^{12}/L$
White blood cell	$8.31 \times 10^{9}/L$	$(4 \sim 10) \times 10^{9}/L$
Platelet	$270 \times 10^{9}/L$	$(100 \sim 300) \times 10^{9}/L$
Hemoglobin	156 g/L	$120 \sim 160$ g/L
Homocystine	24.20 μmol/L ↑	< 15 μmol/L
Fasting blood glucose	5.07 mmol/L	$3.9 \sim 6.1$ mmol/L
Total cholesterol	7.64 mmol/L ↑	< 5.2 mmol/L
Triglyceride	5.2 mmol/L ↑	$0.56 \sim 1.7$ mmol/L
High-density lipoprotein (HDL)	0.66 mmol/L ↓	$1.03 \sim 2.07$ mmol/L
Low-density lipoprotein (LDL)	4.67 mmol/L ↑	$\leqslant 3.4$ mmol/L

[Auxiliary examination]

CT angiography showed severe stenosis and occlusion (possible) of the right posterior cerebral artery. The lumen of the right posterior cerebral artery P1-P2 segment was not visualized (yellow arrows). Moderate-to-severe stenosis of segment V2 of the right vertebral artery, possible thrombosis in the lumen. The left posterior cerebral artery had a normal course, with no definite stenosis or dilatation of the lumen of the main trunk or large branches, and no definite filling defects were seen (Figure 12-3A). Bilateral middle cerebral arteries had normal course, with no definite stenosis or dilatation of the lumen of the main trunk or large branches, and no definite filling defects were seen (Figure 12-3B).

MRI scans showed massive cerebral infarction. Diffusion-weighted images showed acute or subacute cerebral infarction of the right thalamus (Figure 12-4A) and large portion of the right temporo-occipital lobe (Figure 12-4B). Susceptibility weighted images showed no definite signs of bleeding. Enhanced magnetic resonance venography images showed no definite abnormality of cerebral veins.

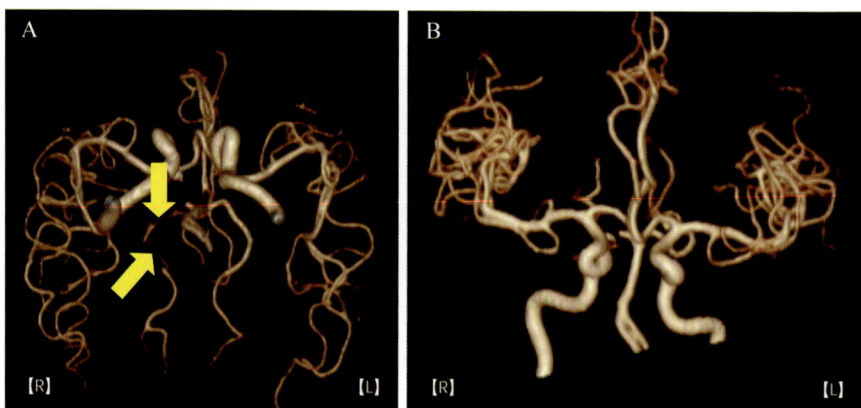

Figure 12-3   CT angiography showed severe stenosis and occlusion (possible) of the right posterior cerebral artery

A. Severe stenosis of the P1-P2 segment of the right posterior cerebral artery; B. the middle cerebral artery remained normal

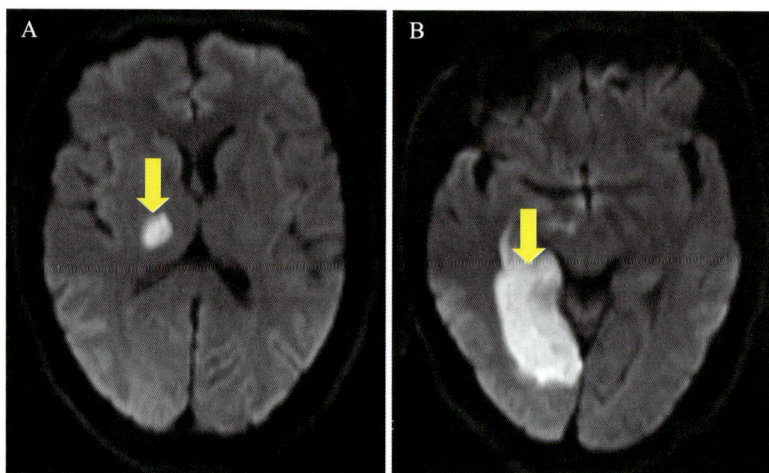

Figure 12-4   MRI scans showed massive cerebral infarction

Questions

1. Combined with the patient's clinical presentation and the results of CT and MRI above, what diagnosis do you think is proper for the patient?

2. What are the possible factors that can lead a patient to develop cerebral infarction?

3. Interpret the possible cause of the pathological change in this case?

参考答案

（黄柏慧　雷小光　文楚然）

参考文献

［1］步宏，李一雷 . 病理学 [M].9 版 . 北京：人民卫生出版社，2018.

［2］葛均波，徐永健，王辰 . 内科学 [M].9 版 . 北京：人民卫生出版社，2018.

［3］郝峻巍，罗本燕 . 神经病学 [M].9 版 . 北京：人民卫生出版社，2018.

［4］李兰娟，任红 . 传染病学 [M].9 版 . 北京：人民卫生出版社，2018.

［5］万学红，卢雪峰 . 诊断学 [M].9 版 . 北京：人民卫生出版社，2018.

［6］中华人民共和国国家卫生健康委员会 . 流行性乙型脑炎诊断标准：WS 214—2009[S]. 北京：人民卫生出版社，2009.

［7］CAPRIO F Z, SOROND F A. Cerebrovascular disease: primary and secondary stroke prevention[J]. Med Clin North Am, 2019, 103(2):295-308.

［8］Chinese Stroke Association, Chinese Interventional Neuroradiology Society, Intervention Group of Committee of Stroke Prevention and Control of Chinese Preventive Medicine Association. Chinese Guideline for endovascular treatment of acute ischemic stroke 2023[J]. Chin J Stroke, 2023, 18(6): 684-711.

［9］OSPEL J M, KAPPELHOF M, GANESH A, et al. Symptomatic non-stenotic carotid disease: current challenges and opportunities for diagnosis and treatment[J]. J Neurointerv Surg, 2023.

第十三章

感染性疾病

案例 1

【病史简介】

患者，男，75 岁。因"咳嗽、咳痰伴发热、乏力 1 月，加重伴痰中带血 3 天"入院。患者于 1 个月前无明显诱因出现咳嗽、咳少量白色黏痰，伴乏力、低热，午后明显，自测体温波动在 37.5 ~ 38.0 ℃，不做特殊处理次日早晨体温亦可自行恢复正常，无畏寒、寒战、头痛、盗汗。口服"头孢菌素"及"止咳、化痰药物"治疗近半个月无好转。3 天前自觉咳嗽、咳痰症状加重，并出现痰中带血，为鲜红色血丝和 / 或暗红色血块，咯血量 1 ~ 3 mL/ 天，无胸痛、呼吸困难、鼻衄。发病以来，纳差，夜眠欠佳，大便、小便正常，体重下降 4 kg。否认高血压病、冠心病、糖尿病病史。否认传染病病史。预防接种具体不详。无药物、食物过敏史。否认手术、外伤、输血史。吸烟 46 年，每天 5 支，已戒烟 2 年。无饮酒嗜好，不偏食。家族中无特殊遗传病史可查。

【体格检查】

体温 37.4 ℃，脉搏 85 次 /min，呼吸 24 次 /min，血压 120/90 mmHg。意识清楚，营养欠佳，一般情况差，皮肤、黏膜无黄染，口唇无发绀，全身无皮疹。全身浅表淋巴结未触及增大。胸廓形态正常，双侧呼吸动度正常，双肺语音震颤正常，叩诊呈清音，双上肺呼吸音减弱，未闻及干、湿啰音及胸膜摩擦音。心界不大，心率 85 次 /min，心律齐，各瓣膜听诊区未闻及杂音。腹平软，无压痛及反跳痛，肝脾肋下未触及，移动性浊音（－）。双下肢无水肿，关节无红肿压痛。四肢肌力及肌张力正常，生理反射存在，病理反射未引出。

【实验室检查】

实验室检查结果见表 13-1。

表 13-1　实验室检查结果

检查项目	结果	正常值
红细胞	4.35×10^{12}/L	$(4.0 \sim 5.5) \times 10^{12}$/L
血红蛋白	115 g/L ↓	120 ～ 160 g/L
白细胞	8.35×10^9/L	$(4 \sim 10) \times 10^9$/L
中性粒细胞	65.7%	50% ～ 75%
淋巴细胞	27.4%	20% ～ 40%
单核细胞	5.4%	3% ～ 8%
血小板	297×10^9/L	$(100 \sim 300) \times 10^9$/L
红细胞沉降率	55 mm/h ↑	0 ～ 15 mm/h
血清总蛋白	59 g/L ↓	60 ～ 80 g/L
白蛋白	38 g/L ↓	40 ～ 55 g/L
球蛋白	21 g/L	20 ～ 30 g/L
白蛋白 / 球蛋白	1.81：1	（1.5 ～ 2.5）：1
丙氨酸氨基转移酶	25 U/L	5 ～ 40 U/L
天门冬酸氨基转移酶	23 U/L	8 ～ 40 U/L
血尿素氮	4.7 mmol/L	3.2 ～ 7.1 mmol/L
肌酐	68.7 μmol/L	53 ～ 106 μmol/L
PPD 试验	＋＋＋	－
痰涂片	抗酸杆菌（＋）	

【辅助检查】

胸部 X 线片：双上肺见大片不均匀密度增高影，边缘模糊，内见多个空洞影，可见沿气道分布的小片状、结节状播散灶，双肺纹理增粗、紊乱，膈面光滑，肋膈角锐利。

胸部 CT：双肺纹理增多，见多发簇状分布的斑片、结节、索条状密度增高影。病变以双肺上叶尖段、双肺下叶背段为著，部分病变内见空洞形成、内壁光滑，周围可见纤维条索及不规则结节影。双侧肺门不大，纵隔无增宽、偏移，气管未见偏移、狭窄。双侧胸膜未见增厚、粘连，胸腔未见积液征象（图 13-1）。

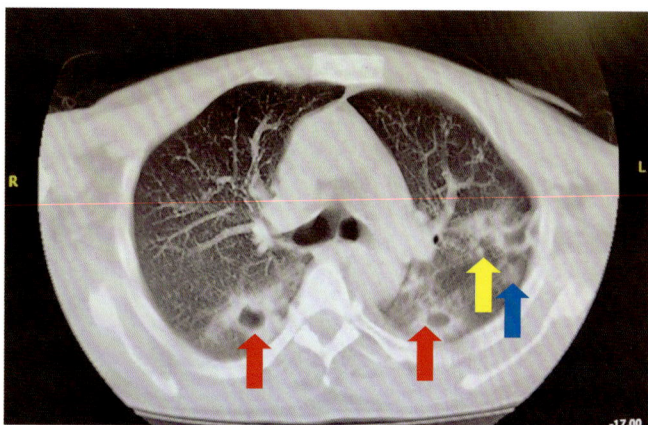

图 13-1　CT

双肺下叶背段空洞（红色箭头），左肺尖后段结节影（黄色箭头）、斑片状影（蓝色箭头）

【思考题】

1. 结合患者病史及以上检查，你认为本例患者最可能患有何种疾病，依据是什么？

2. 你知道的肺结核辅助检查有哪些？

3. 试述结核病基本病理变化及转化规律。

4. 你能用病理学的知识对该患者影像学检查的结果做出解释吗？

5. 肺结核空洞是怎么形成的？其转归如何？

参考答案

【分析与讨论】

本例患者为老年男性，有长年吸烟史，表现为咳嗽、咳痰、痰中带血，伴低热、消瘦，需与以下疾病鉴别。

（1）肺癌：肺癌常表现为刺激性干咳伴痰中带血、气促、胸痛等症状，晚期全身消耗性症状突出、体重明显减轻、低热等，与结核病后期的表现相似，但肺癌包块胸部 X 线或 CT 表现常呈分叶状，有毛刺、切迹。癌组织坏死液化后，可以形成偏心厚壁空洞。多次痰脱落细胞和结核分枝杆菌检查及病灶活体组织检查是鉴别的重要方法。

（2）大叶性肺炎：多见于青壮年，起病急，除高热、寒战外，常表现为咳嗽、咳铁锈色痰，肺部实变体征，累及胸膜可有少量胸腔积液，性质为渗出液，白细胞分类以中性粒细胞为主，痰涂片或培养可发现病原菌，敏感抗生素治疗有效。

（3）慢性支气管炎：吸烟是慢性支气管炎最重要的环境发病因素。此病缓慢起病、病程长，反复急性发作而使病情加重。主要症状为咳嗽、咳痰或伴有喘息。痰液一般为白色黏液或浆液泡沫性，偶可带血。反复发作者胸部 X 线片可表现为肺纹理增粗、紊乱，呈网状或条索状、斑点状阴影，以双下肺明显。

（4）其他疾病：除以上 3 种疾病外，你还能想到哪些疾病需要与之鉴别？请试着进行分析。

【点评】

该病例带来以下几点重要提示：①肺结核在 21 世纪仍然是严重危害人类健康的主要传染病，是全球关注的公共卫生和社会问题，也是我国重点控制的主要疾病之一。在结核病防控中，健康教育是重要的防治手段之一，医务人员应通过健康教育手段广泛宣传结核病防治知识，使广大群众认识到结核病的危害，知道如何预防结核病，做到早发现、早治疗。养成良好的卫生习惯，不随地吐痰。②部分肺结核病患者临床表现不典型，缺乏特异性，医务人员有必要加强对结核病的认识，进行正确诊断和合理治疗。在对患者的临床诊疗过程中首先应详细询问病史和体格检查，了解不同辅助检查手段的利弊，对可疑患者要有针对性地选择相关的辅助检查，以便早日确诊。③对有传染性的结核病患者进行行为干预，减少其对健康人群的威胁，通过健康教育提高患者治疗依从性，消除对结核病患者的歧视等。

（王　燮　周　涛　李维媛）

案例 2

【病史简介】

患儿，男，7 岁。因"高热、头痛 16 h，呕吐、解稀水样便 2 次，抽搐 1 次"入院。入院前 16 h，患儿无明显诱因开始发热，自测体温 39.2 ℃，伴畏寒、头痛，无头晕、眼花及呕吐，无流涕、咳嗽、腹痛、腹泻等不适。予口服退热药"布洛芬混悬液"治疗后，自觉体温下降（未测体温）。入院前 8 h，患儿再次发热，自测体温 39.5 ℃，头痛明显加重，伴畏寒，呕吐 2 次，呈喷射状，为胃内容物，并出现阵发性腹痛，无转移性右卜腹及腰背部放射性疼痛，解黄色稀水样便 2 次，约 30 mL，未见明显黏液脓血，排便后腹痛缓解，再次口服退热药"布洛芬混悬液"治疗。2 h 前患儿突然意识不清，四肢抽动约 3 min 停止，即送社区医院，体温 40.1 ℃，再次发生四肢抽动，伴双眼上翻，呼之不应，无口角歪斜及大小便失禁，立即予静脉推注地西泮 3 mg，

5 min 后患儿四肢抽动停止，嗜睡，遂转入我院。入院前 25 h 曾在学校附近路边摊进食烧烤，病前 1 个月未去过外地，已按照《国家免疫规划儿童免疫程序及说明（2016年版）》进行预防接种，平素身体健康，无高热、惊厥史。家族中无特殊遗传病史可查。

【体格检查】

体温 40.3 ℃，脉搏 150 次 /min，呼吸 37 次 /min，血压 95/63 mmHg。急性病容，嗜睡，皮肤、巩膜无黄染、皮疹及出血点。全身浅表淋巴结未触及增大。双侧瞳孔等大等圆，对光反射正常。咽无充血，扁桃体不大，无分泌物。双肺呼吸音稍粗，未闻及干、湿啰音及胸膜摩擦音。心率 150 次 /min，心律齐，各瓣膜听诊区未闻及病理性杂音，无心包摩擦音。全腹软，左下腹轻压痛、无反跳痛，无肌紧张，肝脾肋下未触及，肝颈静脉回流征（－），腹部移动性浊音（－），肠鸣音亢进。颈软，克尼格征（－），布鲁津斯基征（－），巴宾斯基征（－），双侧跟、膝腱反射正常。

【实验室检查】

实验室检查结果见表 13-2。

表 13-2　实验室检查结果

检查项目	结果	正常值
白细胞	16.5×10^9/L ↑	（4 ~ 10）× 10^9/L
中性粒细胞	88.7% ↑	50% ~ 75%
淋巴细胞	11% ↓	20% ~ 40%
血红蛋白	120 g/L	120 ~ 160 g/L
血小板	194×10^9/L	（100 ~ 300）× 10^9/L
钾	2.4 mmol/L ↓	3.5 ~ 5.5 mmol/L
钠	134 mmol/L ↓	135 ~ 145 mmol/L
氯	103 mmol/L	95 ~ 105 mmol/L
粪便检查（生理盐水灌肠灌出黏液脓血便，取其沉淀物做检查）		
白细胞	满视野 ↑	无或偶见 /HPF
红细胞	满视野 ↑	无或偶见 /HPF
吞噬细胞	2 ~ 3/HPF ↑	无或偶见 /HPF
培养	福氏志贺菌（F2a）	阴性

【思考题】

1. 结合患者病史及以上检查，你认为本例患者最可能患有何种疾病，依据是什么？

2. 请用病理学的相关知识对患儿"生理盐水灌肠灌出黏液脓

参考答案

血便"的现象进行解释。

3. 请简述中毒性细菌性痢疾的类型及临床表现。

【分析与讨论】

细菌性痢疾是由痢疾杆菌引起的一种肠道传染病，全年均可发病，以夏、秋季多见，可引起流行。患者和带菌者是本病的传染源。痢疾杆菌随粪便排出后，通过污染的手、食物、水、生活用品或苍蝇等间接方式，经口进入消化道，导致感染。人群普遍易感，好发于儿童，其次是青壮年。病后可获得一定的免疫力，但持续时间短，不同菌群及血清型间无交叉保护性免疫，易反复感染。

细菌性痢疾通常需根据流行病学史、症状、体征及实验室检查结果进行综合诊断，确诊依赖于病原学检查。其多发于夏秋季，有不洁饮食或与细菌性痢疾患者接触史。急性细菌性痢疾临床表现为发热、腹痛、腹泻、里急后重及黏液脓血便，左下腹有明显压痛。慢性细菌性痢疾患者有急性细菌性痢疾史，病程超过 2 个月未愈。中毒性细菌性痢疾以儿童多见，起病时胃肠道症状轻微，甚至无腹痛、腹泻，常需盐水灌肠或肛拭子行粪便检查。粪便镜检有大量白细胞（≥ 15 个 /HPF）、脓细胞及红细胞即可诊断。确诊有赖于粪便培养出痢疾杆菌（图 13-2）。

中毒性细菌性痢疾诊断过程中应注意根据患者的具体情况与下列疾病进行鉴别。

（1）乙型脑炎：夏季多发，儿童易感，临床表现为高热、惊厥、昏迷等，与中毒性细菌性痢疾脑型相似。但乙型脑炎起病较中毒性细菌性痢疾和缓，很少有在 24 h 内达高峰者，以意识障碍为主，休克极少。脑脊液检查乙型脑炎特异性 IgM 阳性。病程中无腹泻症状，发病早期经灌肠取大便标本行常规检查无异常。

（2）其他感染性休克：如败血症、暴发性流行性脑脊髓膜炎等，均可出现发热、休克，甚至惊厥等表现，与中毒性细菌性痢疾相似，又因血、便致病菌培养一般在 24 h 以后才出结果，对早期诊断无益，容易混淆。在无禁忌情况下及时查脑脊液是确诊的关键。

（3）脱水性休克：脱水所致低血容量休克与休克型中毒性细菌性痢疾的区别在于前者休克出现较晚，常在病程 24 h 后，休克前有严重吐泻症状、中毒症状较轻，而脱水表现明显，如眼窝凹陷、口渴、皮肤弹性差，也不一定有高热。

（4）大叶性肺炎：发病急，有胸痛及呼吸道征象，也可发生循环衰竭休克及脑水肿。外周血白细胞明显增高，中性粒细胞增高；胸部 X 线片检查有大叶性或节段性密度增高阴影可资鉴别。

（5）脑型疟疾：患者常来自高疟地区，如非洲、拉丁美洲等热带国家或中国的云南、海南、贵州等地区。表现为高热伴明显意识障碍，而无腹泻，需要反复做厚血片查疟原虫及大便常规和培养。

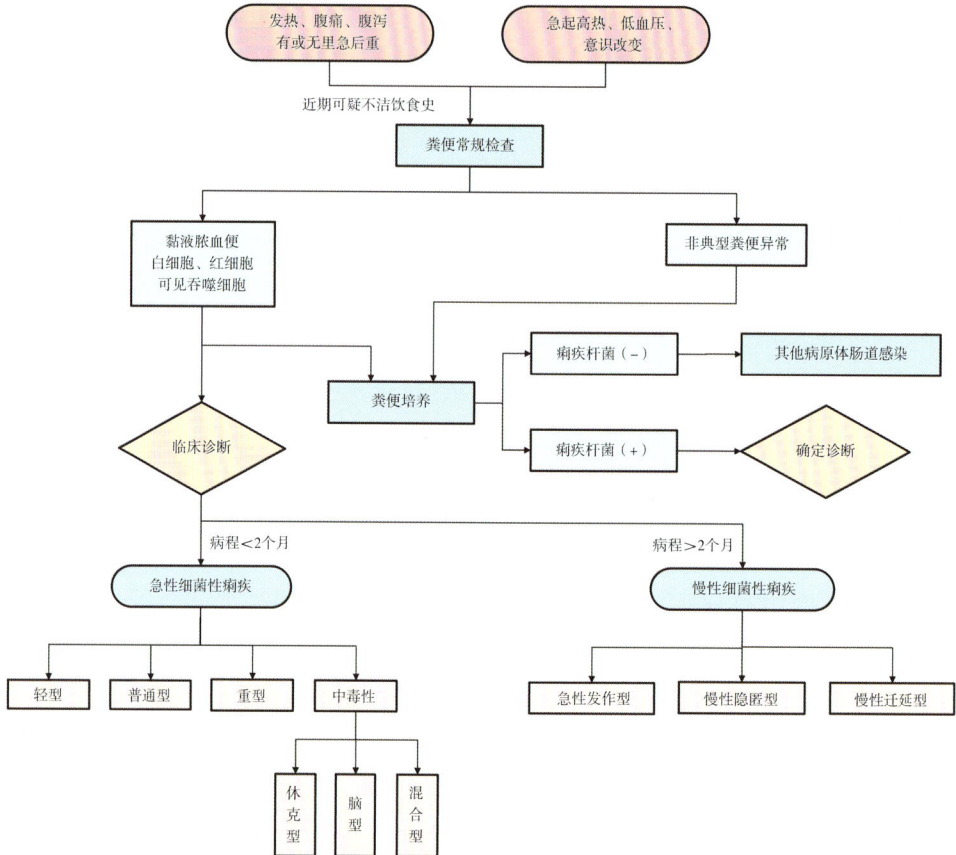

图 13-2　细菌性痢疾的诊断流程

（6）重度中暑：多见于老年体弱者，在高温环境下发病，突然高热，伴中枢神经系统症状。对症处理、通风及物理降温后缓解。

（7）其他原因的休克：如肠穿孔腹膜炎、异位妊娠破裂、败血症等导致的休克，均可伴有腹痛或腹泻，应注意与休克型中毒性细菌性痢疾鉴别。

【点评】

该病例带来以下几点重要提示：①细菌性痢疾是夏秋季常见的急性肠道传染病，预防是最为经济有效的策略。"十四五"国民健康规划在总体要求中明确提出的"预防为主""把预防摆在更加突出的位置""强化防治结合和医防融合"是控制细菌性痢疾及其他传染病发生，保护易感人群的重要指导。细菌性痢疾的预防首先要管理好传染源，早期发现急、慢性患者和带菌者，进行隔离或定期访视管理，并给予彻底治疗，直至大便培养阴性；其次切断传播途径，管好水源、食物、粪便，以及消灭苍蝇，注意个人卫生，养成餐前、便后洗手的良好卫生习惯；最后保护易感人群，避免与细菌性痢疾患者及带菌者密切接触。②近年来，由于生活水平的提高，饮食卫生的普及，细菌性痢疾的发生率已显著降低，因此有关中毒性细菌性痢疾的报道较少，但少发生并不等于不发生，临床医师亦不可掉以轻心。因此，在夏秋季节，凡不明原因高热、惊厥、意识障碍及循环衰竭、呼吸衰竭者，应警惕中毒性细菌性痢疾的可能，及时对患者做出正确的诊断，进行有效的治疗是抢救成功的关键。

（王　燮　李未华）

案例 3

[Abstract]

A 21-year-old male patient was admitted to the hospital with a 10-day history of fever, abdominal pain, and fatigue. The patient had been experiencing fever for the past 10 days, with his temperature peaking at 40-41 ℃ in the afternoon over the last 5 days. He also presented with complaints of abdominal pain, distension, and constipation, without any accompanying symptoms of coughing, nausea, or vomiting. In addition, the patient reported feeling fatigued and weak. He had administered over-the-counter medications in an attempt to alleviate his fever, however, they were proved ineffective. He denied any recent travel or known exposure to infectious diseases. The patient had no significant past medical history. The patient had not been vaccinated against typhoid fever.

[Physical examination]

The patient's temperature was 39.5 ℃, pulse rate was 90 beats/minute, blood pressure was 120/80 mmHg, respiratory rate was 28 breaths/minute. The patient presented with apathy, fatigue, and weakness. There were several light red rashes on the skin of the right chest, which faded under pressure. On palpation, mild tenderness was observed in the in the right lower quadrant without any indications of rebound tenderness or guarding. The liver was palpable 1.5 cm below the costal margin and 2 cm below the xiphoid process, both demonstrating a soft consistency and mild tenderness. Similarly, the spleen was also palpable 2 cm below the costal margin. No significant findings were found in other systems.

[Laboratory tests]

The laboratory test results are shown in table 13-3.

Table 13-3 The laboratory test results

Items of examination	Measure value	Normal range
White blood cell	3.8×10^9/L ↓	（$4 \sim 10$）$\times 10^9$/L
Neutrophil	55.1%	50% ~ 75%
Lymphocyte	38.4%	20% ~ 40%
Monocyte	6.5%	3% ~ 8%
Eosinophil	0% ↓	0.5% ~ 5%
Platelet count	210×10^9/L	（$100 \sim 300$）$\times 10^9$/L
Blood culture	Salmonella typhi	—
Widal reaction		
Typhi O	1：160 ↑	＜1：80
Typhi H	1：200 ↑	＜1：160
Paratyphi A	1：20	＜1：80
Paratyphi B	1：20	＜1：80
Paratyphi C	1：20	＜1：80

[Clinical diagnosis]

Typhoid fever.

[Treatment]

Based on susceptibility testing, the patient will be initiated on appropriate antibiotic therapy, such as ceftriaxone or fluoroquinolones. Supportive care, including fluid infusion and fever management, will also be provided. The patient will be closely monitored for clinical improvement and complications. Repeat blood cultures will be performed to ensure eradication of the infection. Education regarding food and water hygiene practices will be provided to prevent further transmission.

Questions

1. Do you concur with the diagnosis of typhoid fever in this case? Please provide your rationale.

参考答案

2. After carefully observing the picture below, please describe the lesions occurring in the organs and determine which stage of typhoid intestinal lesions they belong to (Figure 13-3).

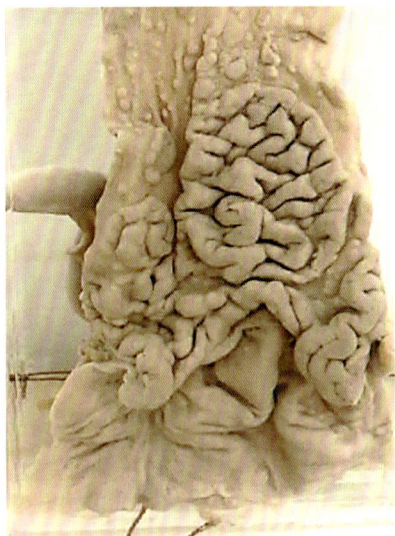

Figure 13-3   Intestinal lesions of typhoid fever

3. What is the characteristic pathological change of typhoid fever? Please provide a description.

（王 燮   李未华）

参考文献

［1］步宏，李一雷.病理学 [M].9 版.北京：人民卫生出版社，2018.

［2］李兰娟，任红.传染病学 [M].9 版.北京：人民卫生出版社，2018.

［3］刘剑君，王黎霞.现代结核病学 [M].2 版.北京：人民卫生出版社，2022.

［4］万学红，卢雪峰.诊断学 [M].9 版.北京：人民卫生出版社，2018.

［5］中国疾病预防控制中心结核病预防控制中心.中国结核病患者关怀手册 [M].北京：人民卫生出版社，2021.

［6］中华人民共和国国家卫生健康委员会.结核病分类标准：WS 196—2017［S］.北京：中国标准出版社，2017.

［7］中华人民共和国国家卫生健康委员会.细菌性和阿米巴性痢疾诊断标准：WS 287—2008[S].北京：中国标准出版社，2008.

［8］KUMAR V, ABBAS A K, ASTE J C. Robbins basic pathology[M]. 10th ed. Elsevier publisher, 2017.